U0023449

遇見
巴曲花波

關於人格、脈輪、情緒與量子醫學實證

許心華 博士、**謝昊霓** 博士　　著

你可以不生氣！花波療法的內外波頻共振

*36*年臨床應用經驗 X *38*種花波使用指南 X *12*種人格特質剖析

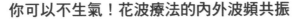

Contents 目錄 ✳　　✳　　❄　　✳　　❄　　✳　　❄　　✳

Chapter 1
遇見，巴曲醫師

開立花波解決自身的問題後，便可以協助具有同樣困難的人，自癒癒人
的理念，是巴曲醫師的終極目標，同時也是巴曲花波療法的宗旨。

Chapter 2
用科學揭開花波神秘面紗

花波情緒療法在海內外逐漸受到肯定與普及，這全拜「整合醫學」之賜，
以及 世界衛生組織重視「自然療法」的重大成效。

Chapter 3

38 種花波的內外情緒調理

巴曲花波的 38 種能量花波，透過植物的共振頻率，可以平衡我們的情緒問題，依照不同心理狀態可以區分為不同的情緒類型。

Chapter 4

花波力量，趕走壞情緒！

一般寵物使用花波後，在短時間內就獲得改善，且有顯著的效果（重症除外），其次是嬰幼兒與兒童。

Chapter 5

任何人都可以使用的花波療法

開立花波解決自身的問題後，便可以協助具有同樣困難的人，自癒癒人的理念，是巴曲醫師的終極目標，同時也是巴曲花波療法的宗旨。

Contents 目錄 ✳ ✳ ✳ ✳ ✳ ✳ ✳ ✳

免責
聲明

關於本書所載的巴曲花波頻率療方，僅供讀者平日養生
參考；若是身體已有明顯的病兆產生，應積極尋求相關
科別的醫師進行諮詢，切勿延誤就醫，才能對症而解。

推薦序一 花波頻率療方，重新找回快樂人生

婆娑世界　如是菩提
回歸本源　越遷空相
萬法自然　靈動如來

自古以來，人類與大自然的關係密不可分，無論是從遠古的文明，亦或科技騰飛的現代，大自然的力量和我們的生活依然緊密不可切割。

自身在生命教育領域深耕了 30 餘年，一門深入為開啟人們生命愛的覺醒的幸福之路而努力，在這趟生命教育傳承的旅程中，我深刻地體會到大自然對人類心靈覺醒的至關重要，當生命回歸本源，一切皆回歸人與自然合一共生的根本，當人與自然失去了和諧共生的一體生態，萬物將偏離道之源，因此生態問題困境叢生。

生命中所有的問題以及身體的病痛，皆是意識的震動頻率失去和諧的映現，大自然療育，是把人們帶回大地母親——蓋婭的全息生命信息場，藉由大自然的頻率信息，為人體生物的信息調頻，進而達到自我修護的成效。

人類 DNA 與植物 DNA 皆是來自共同的本源，因此在花波療法當中，植物的頻率可以平衡我們的思維及情緒，所有生物的生物波頻都是互相連結的，大自然就是一個整體生命共生的大生態，萬物皆聯合萬有引力。

因此，我們在蓋婭教育集團帶入「植物療育」、「花波療法」、「精油療法」、「聲波療法」等各種大自然療育系列課程，希望透過這一系列大自然與生命

相遇的旅程，幫助人們回歸生命的本源大自然大自在。

因緣際會認識了心華老師及愛女昊霓，更被這對美麗善良的母女身上的使命感深深觸動，由此共同發心為推廣大自然療育同願同行。

我還記得第一次遇見心華老師的時候，讓我非常驚訝！她看起來如此年輕、有活力，滿懷欣喜的談論著花波療法。聽她描述花波的時候，感受到她對於花朵的喜愛與熱情，彷彿是戀愛中的少女充滿著喜悅浪漫，在她的女兒昊霓的身上帶著來自外星球精靈般的存在體，她有著不可思議能通透天文宇宙信息的天賦，她們的出現讓我打開對花波療育另一個維度的視野。

她們就像是為世界帶來喜悅的花仙子，充滿著療育人心的魔法，令我敬佩的是這對母女對於這個世界的愛，她們對花波療法專業的堅持，在早期精神醫學和心理學都不盛行的時代，她們就運用心理諮商與花波情緒療法，協助處理上千位兒童的心理問題、協調親子關係。甚至在當時花波療法並不普及，多數人還未認知花波療法的科學性，在這樣曲高和寡的大環境中，心華老師不畏懼眾人的看法，堅持自己的信念，一路走來 30 多年，直到現在已經協助到無數人擺脫失眠、憂鬱症、躁鬱症等心理的苦痛，重新迎回快樂的人生，她們用科學驗證不同花朵的頻率，證實花波療法的有效性。

心華老師不僅是一位博學多聞並專業的學者，她和她的先生不斷在醫學專業的專研，並帶領著女兒一起研究，全家人更是與時俱進不斷地超越與精進，相信透過他們的專業以及對生命如此美善的慈悲，這個世界因有他們的存在，充滿著人性的溫暖以及美好的未來。

隨著人類集體意識的進化，新世代的孩子們將帶著與生俱來和大自然植物同頻共振的天賦，未來的世界是科技與自然共存的時代，當我們越接近大自然，就越能接近自己生命的本質，認識自己是誰，為何而來。

每一個人皆帶著不同的天命和使命來到這個世界，活出我們的天命以及達成人生的使命，是我們來此生最崇高的意義和目的。

花波是來自大自然的靈藥，用花朵的頻率協助調整情緒頻率，當人類集體意識的頻率都能來到高震動的頻率，這個世界將充滿著愛和喜悅！

祝福每個人都能走進大自然奧秘的殿堂，領受這份來自宇宙浩瀚無垠的聖恩。送上愛和喜悅。

千訓慈善基金會創始人
蓋婭國際教育集團創辦人

王婷瑩

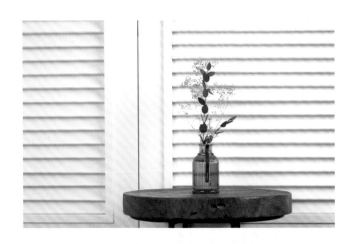

推薦序 二　疾病是你的老師

當眼、耳、鼻、舌、身等 5 種器官接觸到外界的色、聲、香、味、觸時，就會在大腦皮質的相關部位將外部的波動頻率，轉換成自己大腦能接受的頻率，而有見、聞、覺、知的感覺，進而發展出受、想、行、識。再依個人的不同，而有苦受、樂受、不苦，不樂受，且產生各種想法，並有不同的行動，這就是情緒的由來。

人類的情緒表現相當複雜，有大腦的參與，也受到社會、教育、文化、宗教的影響，所以人類的行為通常是基本驅力、情緒和理性交互影響的產物。

在整個情緒結構中，邊緣系統處於中心地位。邊緣系統（情緒中心）的信息進入下視丘（本能中心）產生身體反應，或進入前額葉（理性認知中心）處理，產生情緒感受。理性認知中心和情緒中心的信息交流是雙向的，但由邊緣系統到大腦前額葉皮質中心的神經信息不但流量較大，傳入的時間也較早較快。相對地，由額葉傳回邊緣系統的信息流量小又慢，因此人類大腦功能的設計是較偏袒情緒，所以一般人較感情用事。

人類有兩種基本情緒，即慈悲（正面情緒）和恐懼（負面情緒），其他情緒都是其衍生物。負面情緒（恐懼、仇恨、煩惱、消極等）產生的是長而慢的波，它與 DNA 的交點很少，而生活在正面情緒（慈悲、樂觀、積極、愛等）中的頻率較快且是短波，與 DNA 有較多的交點，能激活較多的密碼子。

DNA 是能量接收通道，其主要的功能是接收和轉譯光子，使得細胞能正常運作，而讓 DNA 周邊的水分子充滿能量，加強了螺旋結構。因此，生活在正面情緒中就等同和高頻率共振，這種振動能量能參與到量子場的顯化，而

產生了構成身體的物質材料。所以生活在正面情緒中能提高意識，並激活更多的 DNA 密碼，就不容易生病。

相反地，生活在恐懼、仇恨、煩惱等負面情緒，則造成 64 個 DNA 密碼子只有 20 個或更少的密碼子被激活，故有情緒上的問題也較易生病、較不健康。

因疾病會發生在人的意識之中，在意識層面失去秩序和諧會影響情緒波動產生異常頻率，進而改變細胞和身體結構，而失去內在平衡，因為不平衡才有症狀。

所以想要健康，除了營養、運動外，維持安穩平和的情緒是非常重要的事。如果情緒或思想出了問題，都是負面思考，如仇恨、嫉妒、自卑、生氣、貪、嗔、癡等，要如何處理呢？

其實情緒、感情、思想方面的問題，比肉體的病痛複雜許多、更難處理，但原理都是一樣的。生病就是身體的細胞、器官、系統產生了異於常態的波動頻率，只要導正異常波形就能恢復正常，吃藥、開刀都只是將異常波動頻率去除的一種手段而已。

因此，當情緒低潮，處於負面思考，充滿煩惱、苦悶時，最直接簡便的方法就是用花波療法。

花波指的是花朵的波長、頻率。每種花都有其獨特的波長和頻率，哪些花朵適合調伏哪種負面情緒，都有特殊的方法。如恐懼、驚嚇可用岩薔薇、溝酸醬、櫻桃李、白楊、紅栗；懷疑、猶豫不決可用水蕨、線球草、龍膽、荊豆；其他如逃避現實、孤獨寂寞、沮喪絕望等，都有特殊的花朵可對治。

由許心華博士和謝昊霓博士共同著作的《遇見巴曲花波》，書中就介紹了 38 種英國巴曲醫師所發現的花波，並詳述如何將其運用在日常生活中，處理自己的情緒問題，及如何迅速舒緩壓力、減輕身體病痛，並提升心靈層次。

許博士推廣花波解決情緒困擾有 30 多年經驗，幫助許多人脫離苦海，有甚多獨特方法能快速助人走出陰影，尋回陽光。

巴曲花波簡單易學，運用在日常生活上可自行處理當下情緒。對家醫科、精神科、牙科、中醫等，都能完善的結合專業，而發揮極佳的輔助效果。許博士淺顯易懂的案例，讓您向負面情緒說掰掰！盼望這本書的出版有助於許多人更了解自己，走出陰暗人生，邁向光明！

高雄醫學大學口腔醫學院前院長
全球卓越口腔健康研究發展中心主任
世界名醫代表
謝天渝

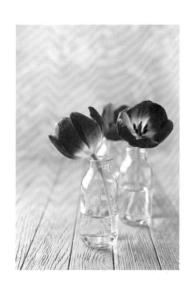

推薦序 三 花波自然療法的驚人力量

自然醫學一向強調使用天然的療法來改善疾病，主要信念是尊重人體原有自癒的能力，並強調健康需要病人自己來維護，以達到全人的照顧理念，現今盛行於歐美等各國。

擁有心理學、中醫學、自然醫學博士的許心華教授，緊追隨英國著名同類療法專家（也是花波療法）的創始人愛德華‧巴曲醫師（Dr. Edward Bach）腳步，利用大自然花波的天然訊息來調節我們各種心理活動——包括焦慮、憂鬱、恐慌的情緒及人格偏執的一面，啟動修補與癒合心靈的功能。

自然醫學的要義，著重在以老師的角色來教育民眾。心華博士更身體力行，即將出版的《遇見巴曲花波：關於人格、脈輪、情緒與量子醫學實證》深入淺出道出花波的信息。花波的物理波頻，可以釋放影響我們的精神狀況，並且在流動的信息中，互補我們的心靈，提供自然療法驚人的力量。身為精神科醫師的我，非常希望這本書，能幫助更多精神受壓的民眾。

心樂是診所院長
高雄市立凱旋醫院前院長／精神科醫師
美國自然醫學研究院國際花波講師

陳明招

自序　36 年研發的複合花波，解開現代人文明病！

為響應政府鼓勵海外學子歸國政策，高雄醫學院（高雄醫學大學前身）謝獻臣院長和教育廳長陳英豪博士曾三度前往日本，邀約外子謝天渝博士和我回高醫任教，於是，1983 年便和家人毅然決然放棄日本華僑身份，返國服務。

沒有問題兒童，只有兒童問題

回到台灣後，與精神科文榮光主任在高醫附設醫院成立兒童心理衛生中心，當時負責服務南台灣 18 歲以下孩童、青少年的心理治療和語言治療。因為兒童心理問題的處理和精神科的治療不一樣，大多使用遊戲療法、繪畫療法、音樂療法、花波療法、語言治療、行為矯正等，絕大多數都不需要吃藥打針，所以使用「心理衛生中心」取代兒童精神科。

高醫兒童心理衛生中心的理念有三：

1、沒有「問題兒童和問題青少年」，只有兒童的問題和青少年的問題，除了遺傳和意外事件之外，絕大多數來自原生家庭的問題。

2、醫師、醫療從業人員所治療的是有「病的人」，而不是治療「人的病」。我們呼籲重視人類與生俱來的自我調節能量，以及病患的人格、情緒與病因。

3、患者自己是「醫生」，醫者是「醫師」，重視患者本身的飲食生活習慣與情緒，提倡預防勝於治療。

🌿 最完整的健康，來自內心的平衡

愛因斯坦說：「生命一切都是頻率波動，物質是不存在的，物質一切都是空的，是由波函數、波動構成，只有精神才是永恆的存在。」

物理學大師們也告訴我們：「波粒二相，所有的物質都有能量，而能量是另外一種物質的呈現，人類有物質身體和能量身體。」醫學專家也告訴我們：「細胞病變有 2 個階段，第一個階段是細胞周圍的組織液顯示異常的波動頻率，第二階段才可檢測出細胞或組織的異常病變。」

愛德華‧巴曲醫師（Dr. Edward Bach）於 1912 年自英國伯明罕大學醫學院畢業之後，大力提倡自然療法，並獨創花波療法。

巴曲康復哲學為「啟動自我康復的能量」，同時提出健康 4 大要素：純淨的飲食習慣、完美的情緒狀態、生命的進化與昇華、生活在愛的氛圍裡。

所謂「花波療法」是含有花朵能量的信息水，透過花的波動頻率與人體產生量子共振，激發人體身心靈能量系統的自我調節，重現身心靈平衡使人健康，展現美麗。

花波的功能是改善人們因恐懼、焦慮、嫉妒、冷漠、憎恨、自大，以及急性子等，各種負面情緒所引起的身體不適症狀。因絕大部分的生理問題幾乎都來自於情緒反應，除了選擇適合的醫療技術之外，也要盡力改善自己人格與情緒上的缺失，畢竟最終最完整的健康，終究來自我們內心的平衡。

比方說，乳癌患者的人格特質就是要求完美，自我要求高、扛責任、單打獨鬥的人格特質，再加上超級責任與壓力，「鳳仙花」的花波和「榆樹」的花波可以改善其人格與情緒；憂鬱症的患者會有負面的人格特質，擔心生命挫折、心中的苦悶沒解決，此時，「龍膽」花波是其最佳聖品；B 型肝炎帶原者有的會陷入生命危險中，但有的卻健康地活著，其實都與易怒情緒有關，凡事都要別人聽自己的話，「馬鞭草」花波對其必有所幫助。

不只是「治病」，更重視「致病」原因

量子之父普朗克（Max Planck）、愛因斯坦等國際知名物理學家都主張意識創造宇宙生命、能量影響物質身體、情緒影響身體健康，因此一位良醫除了治療疾病的症狀，也要探索個人化的病因，更要重視下列 3 點：

1、改善治病的藥物：

研發減少副作用，或代謝作用較快的藥物和針劑。

2、迴避致病的因素：

治療病症之外，更要讓病患了解病因，預防疾病復發。

3、遠離發病的環境：

避免疾病治好後，又回到致病的環境（環境污染、不良的家庭、職場……）。

我在日本留學期間，因生活壓力太大，在同學的推薦之下，開始使用巴曲花波改善情緒，從消費者到推廣者，最後成為研發者。直至 2006 年接觸量子儀器之後，深深感受到物質系統、能量系統、信息系統在身心靈健康上扮演著重要的角色，於是一頭栽進量子醫學研究，獨創量子花波療法。

以 36 年應用花波療法的臨床經驗，根據量子醫學、精神醫學、自然醫學、中醫學、印度醫學以及人格心理學的理論，結合巴曲 38 種單方花波的特質，研發數十種複合花波（身心花波系列、人格花波系列、脈輪花波系列、經絡花波系列），協助現代人擺脫壓力、平衡情緒、找回自己。

人體氣場軟體，國際花波療法的新里程

2017 年秋，我持有智能內在能量探索機的獨家專屬人體氣場軟體，並建立脈輪對應花波資料庫，作為身心靈諮詢的研究工具，國際自然醫學界前輩肯定智能內在能量探索機實為國際花波療法創造一個新的里程碑。

因此在新書《遇見巴曲花波：關於人格、脈輪、情緒與量子醫學實證》中，特別和讀者朋友分享量子花波療法，與智能內在能量探索機的科學理論、技

術、分析、判讀，同時結合多年來具有代表性的服務個案，實證花波療法的
成效。

本書出版過程中，非常感恩博思智庫出版社蕭社長，與其團隊的支持與敬業
精神，同時感恩謝昊霓教授（NiNi）共同參與著作，她從自然醫學與藝術學
的角度撰寫許許多多寶貴的資料，更為人格系列的花波創造卡通人物角色，
將花波的種子散播在年輕人心中，在此一併致謝！

量子花波療法創始人
美國自然醫學研究院花精研究中心主任
AANM 全球國際花波講師總教練
中華自然醫學教育學會花精教研中心主任

許心華

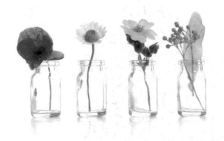

Larch
Pine
Elm
Sweet Chestnut
Star of Bethlehem

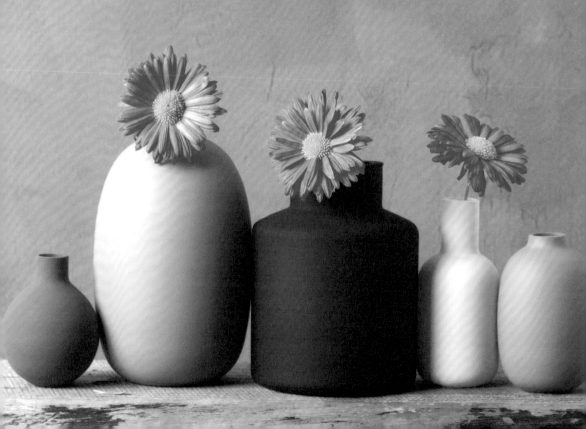

Chapter 1

遇見，
巴曲醫師

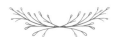

巴曲醫師晚年曾發文給英國
皇家醫學院（Royal College of
Physicians），宣告花波療法不限於
有執照的醫師，強調每個人都具有
自癒能力。

自己開立花波解決自身的問題，待
問題解決之後，便可以協助具有同
樣困難的人，如此自癒癒人的理
念，是巴曲醫師的終極目標，同時
也是巴曲花波療法的宗旨。

花波創始人
巴曲醫師的一生

1-1

愛德華・巴曲

愛德華・巴曲（Edward Bach）於 1886 年 9 月 24 日在英國伯明罕（Birmingham）郊區的莫斯里（Moseley）出生，從小立志當醫生。在家裡 3 個孩子中排行老大，從 16 歲開始就在父親的銅鑄工廠半工半讀，夢想和耶穌一樣，透過觸摸就能治病，也因為這個夢想，才有今日巴曲花波的問世。

🌿 疾病與情緒，相互影響

1906 年，巴曲開始進入伯明罕大學醫學院研讀，畢業於 1912 年，完成了正式的醫學訓練，成為一名合格的醫師。

巴曲醫師就讀醫學院時，便主張理想的療法是無痛、溫和的。畢業之後，致力於免疫學之研究，發現腸道細菌可開發注射疫苗以緩和慢性病，這些疫苗於 1918 年全球流行性感冒盛行之際，救治許多患者而轟動一時。

巴曲認為病人的心智狀態與疾病調整過程有密切的關係，因此不斷鑽研疾病的原因與自然處方。由於巴曲的身體狀況不佳，醫學院畢業之後一直在倫敦執業，1917 年因過度勞累，被診斷出惡性腫瘤，手術後一面養病，一面執業。直至 1919 至 1922 年，倫敦同類療法學院聘任巴曲醫師為病理學者與細菌學者，他針對不同類型的慢性病，製作 7 種巴曲配方（Bach tosodes），針對 7

巴曲醫師畢業之後，致力於免疫學之研究，發現腸道細菌可開發注射疫苗以緩和慢性病。

大類性情的人研發出對應的腸道細菌疫苗，藉此來改善慢性病。此乃運用同類療法的原理所研發的口服疫苗。

🌿 花波不再是醫療專業人員的專利

1928 年，巴曲醫師認為調理不應該是醫療事業的特權，病人應該扮演更加積極負責的角色。因為「生活方式」對病人影響甚大，他堅信自然界的植物，絕對是病人自我調理的妙藥。

1930 年撰寫了生平非常有名的第一本書《自我康復》（*Heal Thyself*）。巴曲醫師認為疾病是「靈魂」與「心智」爭戰後產生的結果，除非採取「精神」或「心理」上的調適，否則無法根除。1934 年 4 月完成第一批花波 19 種（含岩泉水 20 種）。巴曲醫師在牛津郡沙特維（Sotwell）租下一棟「維農山」（Mount Vernon）小屋，此地以巴曲花波研究中心聞名全球，也是當今巴曲花療基金會國際活動中心。

花波
Wave Point

巴曲醫師發現，有類似性格的人，縱使病況不同，對同樣的處方也會產生良好的效果。換句話說，相同疾病的人採用不同的處方，有時效果會更好。

巴曲醫師向英國皇家醫學院發文：「巴曲花波不是醫療專業人員的專利，非醫療專業人員亦可自行開立花波配方。」他認為調整身心靈的問題，猶如剝洋蔥一樣，表層的問題藉由自我調整，自行利用花波處理日常生活中所產生的情緒失調與個性偏差，進而接納自己的情緒，提升自我覺察力、釋放壓力、平衡能量場。

如此一來，深層的問題必能如洋蔥內層般一一浮現，若有必要再尋求專業醫療人員的諮詢。

巴曲醫師肯定了疾病與心理情緒有著莫大的關係；藉由花波的使用，幫助人類進入追尋健康的旅程；由愛惜生命，真正對自己的身心靈健康負起責任，並獲致真正的喜悅與健康。

1936 年 11 月 27 日，巴曲醫師於睡夢中安詳地與世長辭，從此他被尊稱為「花波療法的創始人」。

巴曲醫師肯定了疾病與心理情緒，有著莫大的關係。

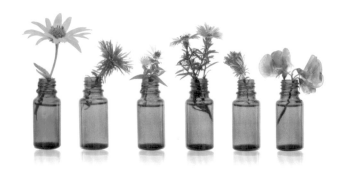

百病從心起
巴曲醫師的康復哲學

疾病的根源不在於物質，因而在於生理層面之外，必須採用心理與精神層面的改善，否則無法真正根除病源。

人類的根本疾病是人格缺失所造成，如抑制、恐懼、不安、優柔寡斷、漠不關心、意志薄弱、懷疑、過度熱心、無知、沒耐心、驚嚇、鬱鬱寡歡……，這些缺點才是真正「疾病」（disease）的根源。

🌿 疾病，健康亮紅燈的指標

病痛是一種指標（corrective），告訴我們人生中哪一段課程沒有學好，直到領悟之後，才能根除病痛。「真我」是永恆不滅的，而有意識的身體則是短暫的，身體不過是人生旅途所騎乘的馬匹而已。只要「自我」與「真我」和諧共存，就會帶來愛、喜悅與和平，身體自然就會健康。當「自我」誤入岐途，偏離了「真我」的航道，無論因為是世俗的慾望，或他人的影響產生的衝突，這些衝突就是帶給我們疾病或不幸的根本原因。

巴曲醫師對於疾病的觀感，與傳統觀念相當不同，他曾在《自我康復》一書中提到：「……疾病雖然殘酷，本身卻是仁慈而和善的，如果我們正確的解讀，它能指引我們看出缺點本質所在……。」（出自《自我康復》第一章）

人類的根本疾病是人格缺失所造成……，這些缺點才是真正「疾病」的根源。

他也在書中提出了健康的 4 大要素：

- 純淨的飲食（Purer and cleaner diet）
- 完美的情緒狀態（Perfection of the mind）
- 生命的進化與昇華（Improving condition of life）
- 生活在愛的氛圍裡（Love）

🌿 釋放自我，別讓情緒成為病源

當別人干擾我們的人生目標，使得自我萌生懷疑、恐懼或漠不關心時，疾病就會出現。因為健康完全取決於「自我」是否與「真我」和諧共存。

身體上的疾病代表「自我」與「真我」之間不協調的結果，疾病只是病因衍生出來的症狀，相同的原因在不同人身上，也會產生不同的症狀。只要能去除原因，不論任何症狀，自然都會消失。疾病背後真正的原因是病患本身的心理狀態，而不是身體的症狀。

花波
Wave Point

疾病只是病因衍生出來的症狀，相同的原因在不同人身上，也會產生不同的症狀。只要能去除原因，不論任何症狀，自然都會消失。疾病背後真正的原因是病患本身的心理狀態，而不是身體的症狀。

下列表格是可以克服人格障礙的花波：

代表情緒	花波（植物）	代表美德
抑制	菊苣	愛心
恐懼	溝酸醬	融合
坐立不安	龍芽草	和平
優柔寡斷	線球草	堅定
漠不關心	鐵線蓮	親切
意志薄弱	矢車菊	力量
懷疑	龍膽	理解
過度熱心	馬鞭草	寬容
無知	水蕨	智慧
沒耐心	鳳仙花	體諒
驚嚇	岩薔薇	勇氣
鬱鬱寡歡	水堇	歡樂

身體上的疾病代表「自我」與「真我」
之間不協調的結果。

🌿 人因情緒而受苦

如果我們的精神與心靈層面處於和諧狀態，疾病根本無法產生。不要太在意疾病的細節，需要改善的是性格，包括氣質、個性、情緒、態度等，只要精神與情緒保持和諧，疾病自然會消失。

疾病本身就是「同類調節同類」，因為疾病就是錯誤行為的結果，也就是身體與心靈之間不協調的自然結果。疾病純粹只是提供修正作用，不是用來懲罰我們，是真我用來凸顯我們的錯失，避免犯下更大的過錯，也阻止我們傷害他人，並在我們迷路時，引領走向真理與光明的道路。

花波療法不是藉花波驅除疾病，而是讓我們體內充滿高層本質（Higher Nature）的美麗波動頻率，在這種能量下，疾病就像在陽光下融化的雪。選擇適當的花波，能幫助病患打開體內脈輪，帶來心靈與身體的和諧統一，好讓培養出來的美德洗滌身上的缺點，提升自我與真我的層次，心智與心靈的層次，為人類帶來真正的身心靈健康。

花波
Wave Point

花波療法有以下幾點特性：
・間接改善疾病症狀
・恢復人的心靈力量，找出自身的錯誤
・回復平衡狀況
・啟動自然防禦功能
・自我調理，培養相對的美德

「命」好比馬車，「運」宛如馬路。

🌿 想治病，先治心

巴曲醫師的康復哲學是以「如剝洋蔥」與「如馬奔騰」的哲理來詮釋真我、自我與疾病的關係。

人類的情緒就像是剝洋蔥般，由外往內一層一層慢慢剝落，不同的巴曲花波可處理不同層次的情緒問題，甚至於深層的潛意識也同樣適用。例如，因人格疾病所引起的身體症狀，服用花波之後，症狀會消失或改善，一般日常生活中的情緒困擾更不在話下。若為情緒障礙者或是精神病患者，想使用花波則需由專業醫療人員將患者當下心情（洋蔥表皮）慢慢往內在深層問題一片片剝除，直達問題核心（洋蔥內核），最終將會撥雲見日，內心充滿喜悅。

在人生的旅途中，「命」好比馬車，「運」宛如馬路，「馬」猶如人的意識，「馬伕的手」恰似潛意識，表面上乍看是馬在決定前往目的地，其實是馬伕（自我）的手操控這匹馬奔向何處，而馬伕要去哪裡，則聽命於乘客（真我）。

其實，一個人的身心靈健康完全取決於自我（馬伕）與真我（乘客）是否和諧。如果自我與真我和諧的話，必然走向健康之路；不和諧的話，則走向疾病之路。

《疾病與希望》和《絕處逢生》這 2 本暢銷書對疾病的詮釋，完全符合巴曲醫師的理念。近年來，世界各國越來越多醫師開始認同巴曲醫師的哲學，於是巴曲花波療法在歐美、加拿大、澳洲等地發展非常普及，深受一般民眾的喜愛。

總之，巴曲醫師的理念是「治病先治心」，當今社會亞健康族群越來越多，大家都知道要多喝好水、要吃得營養，卻忽略了情緒管理。

情緒好比是駕駛員，是身心靈的操盤手。一部好的汽車，縱使裝上好的油、好的零件，如果駕駛員情緒起伏不定、亂踩油門、急速煞車、隨意碰撞，再好的車子一樣會損壞。換句話說，汽車要定期保養，身體更應該定期保養。

根據臨床研究顯示，在使用巴曲花波之時，如能搭配其他的醫學調整或自然療法，將會達到出乎意料的效果。

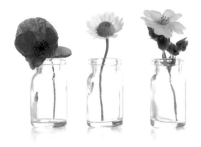

根據心理學家研究指出，人的行為受潛意識達 95％，意識只占 5％，因此很少人能真正了解自己。

大自然就是這麼簡單
巴曲花波的製造過程

1-3

母酊劑

巴曲醫師 38 種的療方當中，除了一項是使用英國山野的泉水之外，其餘皆使用植物的花來當作材料。

🌿 天然花波，陪伴走過層層心理關卡

母酊劑的製作方法，是採集當季盛開的花朵放在玻璃容器中，再經由陽光曝曬約 4 個小時而成。這種方法就是巴曲醫師所研發且聞名於世的「日光萃取法」；而一些屬於灌木類的花朵則使用水煮的方式，以採集其能量精華，2 種方法所取得的能量水，再加上白蘭地予以保存。

這種製作方式完全符合天然條件，所以花波在全世界使用近百年，從未有任何傷害人體或副作用發生的案例，是一種最自然溫和與安全的輔助法。

而花波的製造，就必須有 4 大元素：地（土壤）、水（泉水或井水）、火（陽光或爐火）、風（空氣）。巴曲醫師認為，大自然就是這麼簡單。

諮詢師以陪在個案旁邊的方式，配合他們的腳步，協助個案找出目前最感到困擾的問題，再以剝洋蔥的方式，一層層協助人們進入內心世界，觀察自己的情緒，最後再教人們使用適合的花波，協助他們走過每一層心靈關卡。

花波的製造，就必須有 4 大元素：地、水、火、風。巴曲醫師認為，大自然就是這麼簡單。

所以當人們接受這套方法的協助之後，不僅可以了解從小到大，因自我防衛所發展的情緒模式，還能學習到花波的使用方法。

> 花比人善良，驕傲的人不知道大自然有多麼地偉大。

✽ 傳統花波製造流程

01 材料：
花朵（短嫩枝、花絮）

02 製作方法：
露水光合法、日曬法、煮沸法

03 母酊劑（保留在製造中心）：
花水：白蘭地
50％：50％

04 保存花波瓶（市面上販售）：
液劑、糖球（5X）

05 日常服用花波瓶（自行調配）：
短期服用（當日）：直接將開立的花波滴入350c.c的水杯或水壺裡，
也可以直接滴在舌下。
長期服用：調配在30c.c的日常服用花波瓶中（2星期內使用完）。
・當地白蘭地：0滴～10滴，或15c.c（依氣候而定）
・保存花波：單方花波各2滴（複合花波4滴）
・礦泉水：注滿

🌿 母酊劑的製造方法

有一天清晨，巴曲醫師散步到花園，花瓣上的一顆小露珠給予他相當大的啟示，陽光下的小露珠經光合作用而產生能量共振，此露水夾帶著花的信息，則是最天然的花波，即「露水光合法」。但因露水不易採集，於是巴曲研發了日曬法與煮沸法。

⊙日曬法

日曬法通用於陽光能量最大的早春與夏天，早上9點以前將花朵（鳳仙花、溝酸醬、鐵線蓮、龍芽草、菊苣、馬鞭草、矢車菊、水蕨、線球草、水堇、龍膽、岩薔薇、荊豆、橡樹、石楠、岩泉水、野生酸蘋果、橄欖、葡萄、白栗）採集完畢。

之後注入泉水於玻璃器皿，將盛開的花朵放入器皿中，在陽光下曝曬4至5小時（早上9點至下午2點）之後取出花朵，將信息水分裝在深色大瓶中，以1：1的比例加入等量的白蘭地（酒精濃度40%），如此母酊劑可在極穩定的狀態下保存許久。

日曬法通用於陽光能量最大的早春與夏天。

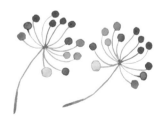

⊙煮沸法

巴曲醫師最後研發的花波（櫻桃李、榆樹、白楊、山毛櫸、粟苞、鵝耳櫪、落葉松、胡桃、聖星百合、冬青、野生酸蘋果、柳樹、紅栗、松樹、芥子花、忍冬、甜粟、野玫瑰）均採用煮沸法。

首先將花朵與短嫩枝放在厚玻璃鍋中，灌滿山泉水，加蓋再開火煮沸；揭蓋之後，再用慢火煮 30 分鐘，待冷卻後取出嫩枝與花朵。其餘如同日曬法一樣，將信息水分裝在深色大瓶中，以 1：1 等量的白蘭地製成母酊劑。

根據研究文獻，花波專家可開立 7 至 9 種花波，但一般諮詢師最好不要超過 6 種。

花波
Wave Point

注意事項：

1、煮沸地點最好在原產地。
2、採集花朵、嫩枝與煮沸時間相隔越短越好。
3、玻璃器皿限用一次，煮沸後立即打破，以免汙染。
4、花波製作如同類療法的稀釋原理，不同於草藥或食物的處理。

🌿 應用同類療法製作花波

花波療法是同類療法的延伸，歐洲同類療法藥典的附錄上有花波療法，現代同類療法醫師更熱衷於「花波糖球」。

同類療法（homeopathy）由希臘字 homoios（相似）與 patho（疾病）所組成，其精髓為「以類治類」（like cures like），是一種以能引發疾病類似症狀的藥物，來改善疾病的方法。

比方說：切洋蔥的時候會流鼻涕和眼淚，若用洋蔥原材料所調製的療方，可以調理感冒、鼻炎、花粉症等症狀。

取材的原料多為植物、動物、礦物、細菌，甚至病理組織。透過稀釋（dilution）與震盪（suecession）的原理，不僅能減輕藥物副作用，且可大大提高療效，整個稀釋震盪的過程稱為「勢能化」（potentization）。

稀釋度越高，效果越好，只要 12 次以上的療方，就完全沒有原物質分子的存在。其製作方法有「十分法」稀釋與「百分法」稀釋。

一、十分法稀釋：

以一份原料加入 9 份的溶劑（水、酒精），製成 1/10 稀釋液，稱為 1X（1D）勢能，再取一份 1X 製劑加入 9 份溶劑，稀釋成 1% 的液劑，則成 2X（1C 或 2D），依此類推。

以能引發疾病類似症狀的藥物，來改善疾病的方法。

二、百分法稀釋：

以一份原料加入 99 份的溶劑（水、酒精），製作成 1%
的濃度稀釋液，稱為 1C 勢能，再取一份 1C 製劑加入
99 份溶劑，稀釋成萬分之一濃度的液劑，則成 2C 製劑，
依此類推。

同類療法是由德國名醫哈尼曼（Samuel Hahnemann）於
1790 年建立完善的系統，他認為疾病是因心靈與身體失
衡所造成的，經過調整平衡之後，自然能夠獲得身心靈
的健康，秉持全方位醫療原則呈現順勢療法體系的精神。

1938 年以來，美國同類療法製劑已被列為天然藥物，生
產過程必須根據藥典與 GMP 製作程序。現今，已有全
球 70 個以上的國家使用同類療法，超過 10 萬名醫師認
同，德國、英國、法國、瑞士、澳洲等國家，已將同類
製劑納入國家健康保險之中，在 2009 年世界衛生組織
（WHO）亦制定出同類療法的管理規範。

✿ 同類療法糖球的製作方法

一、可溶性物質（如植物），可用 70% 的酒精浸泡萃取，
先製成母酊劑，再經稀釋，震盪之後做成糖球。

二、不可溶的物質則採用研磨法，使之與乳糖一起研
磨，直到乳糖可以溶在水裡，製作成母酊劑，再經
稀釋震盪之後做成糖球。

三、花波糖球的製作方法，亦可使用同類療法的浸泡
法，加上稀釋震盪法後，噴灑在糖球上（原本花波
液劑的製作方法是日曬法與煮沸法）。

因為花波是植物，可溶解於水，花波糖球的製作方法可將材料切碎，加入蒸餾水和酒精等溶液過濾後，即成為母酊劑。

之後，再將母酊劑用蒸餾水和酒精的混合液，以 1：9 的比例，來回稀釋震盪 5 次，即可製作出 5X 的花波液劑，最後再將液劑噴灑在糖球上，即成花波糖球。

根據研究結果顯示，同類療法製劑中，無論是糖球或液劑，兩者都有一樣的效果。使用方法也都是含在舌下使其自然溶解吸收，千萬不要在餐後使用，避免口中殘留油膩及氣味，而影響吸收效果。

個人化的體質保健是每日一次，每次 3 粒，或每週一次，每次 10 粒。大人、小孩的劑量都一樣，其作用不會因身體大小而有所差異；孕婦和嬰兒都可以使用，嬰兒可將糖球溶於 30c.c 的水中，並裝於奶瓶餵食使用。

作用不會因身體大小而有所差異，孕婦和嬰兒都可以使用。

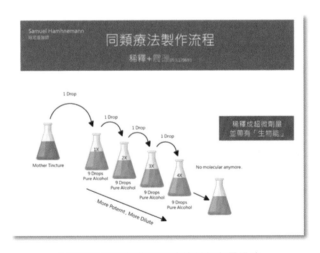

▲製造順勢醫學花波的連續稀釋與震盪法

33

天天好心情
巴曲花波的調配與服用

1-4

調配方法

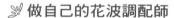

做自己的花波調配師

一、保存花波的調配方法：

必須在英國製造中心由專業人員進行調配，再輸出至世界各地。市面上的保存花波有 5c.c、10c.c、20c.c、30c.c，液劑有效期限標示為 10 年（糖球則為 5 年）。

二、保存花波的使用方法：

⊙**平時**

每日可飲用 4 次，每次單方花波各 2 滴（複方花波 4 滴），三餐前與睡前半小時滴於開水中、果汁中或直接滴入口中，含一會兒再慢慢吞下。

⊙**緊急狀況時**

在 350c.c 的水杯中滴入保存花波，單方各 2 滴（複方 4 滴），慢慢啜飲，直至症狀緩和或情緒舒緩為止。

⊙**外出或上班、上學時**

在 350c.c 的水壺中滴入保存花波，單方各 2 滴（複方 4 滴），口渴時（空腹）就喝一些，直至喝完為止。

⊙**嚴重時**

可增加服用次數，每隔 15 分鐘，直至心情平靜，再延長一個小時，最後恢復每日 4 次。

當寵物躁動不安、情緒憂鬱時，可使用急救花波；當植物枯黃時，將花波噴灑在盆栽中，使之回到翠綠。

三、日常服用花波的調配方法：

⊙ **儀器調配**

必須在政府合法的製造廠製造日常服用複合花波。

⊙ **手工調配**

必須接受花波專業課程培訓，且取得認證資格者，方可自行調配日常服用花波，有效期限約 2 至 3 個星期（一個療程），成本比儀器調配低很多。

四、日常服用花波的使用方法：

⊙ **口服**

30c.c 的日常服用花波，單方花波與複方花波都一樣，每日 4 次，每次 4 滴，三餐前與睡前半小時直接滴入口中，含一會兒再慢慢吞下（絕對不可以再稀釋）。

⊙ **塗抹於皮膚上**

失去意識者，可以將花波塗於嘴唇、耳後動脈、太陽穴、手腕關節上；愛美者則可選擇由實驗室研發的花波晨露，輕輕噴於臉部，既可保濕美白，亦可天天擁有好心情。

⊙ **泡澡**

小孩或不喜歡飲酒者，可煮沸，令酒精成分蒸發掉，亦可將開立的花波滴入浴缸中使用。

疾病是「靈魂」與「心智」爭戰後產生的結果。

中小型與大型動物的使用方式。

給毛小孩一個好心情

急救花波對動物的效果比人類更具效果，舉凡躁動、煩亂、驚嚇……，均可達全方位成效。因此當你不知道該為寵物開立何種花波時，可先選取急救花波，滴在水中或飼料上。

⊙ **中小型動物：**

急救花波4滴，或單方花波各2滴，滴入水中或飼料上。

⊙ **大型動物：**

一加侖（約4公升）的水滴入10滴急救花波，其餘花波則按比例調整。

植物也會有情緒

加入2滴單方花波（複合花波4滴）於噴水容器中，將花波水直接噴在植物上、盆栽中，或盆栽的周圍，讓植物長得更好。

花波是正能量，優質的頻率是不會受到任何的干擾。

🌿 花波的儲存

花波要放在陰涼處，有些專家認為花波最好避免光和熱的照射，以及電磁波的干擾——如電視、電腦、手機、微波爐等；但有些專家認為花波是正能量，優質的頻率是不會受到任何的干擾。

但下列幾項卻會影響到花波的功能：

1、礦泉水的品質。

2、白蘭地的品質。

3、天氣太過炎熱。因此若位在氣候炎熱的地區，可以將花波放置冰箱內保存。

4、絕對避免玻璃管沾到唾液。

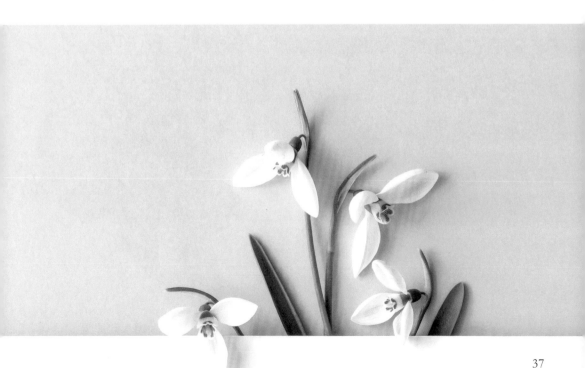

Willow

Oak

Crab Apple

Rock Rose

Mimulus

Cherry Plum

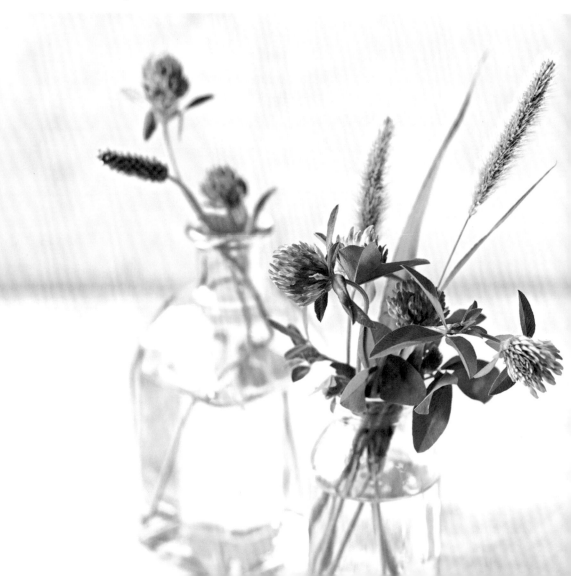

Chapter 2

用科學揭開
花波神秘面紗

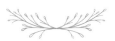

巴曲花波是重視整合醫學的醫師與
精神神經免疫學學者的最愛。

花波情緒療法在海內外逐漸受到肯
定與普及，這全拜「整合醫學」之
賜，以及世界衛生組織重視「自然
療法」的重大成效。

心靈的守護神
從整合醫學談巴曲花波

2-1

傑克・邦伯尼

花波不是藥物，對身體不會產生化學作用而影響健康，因為不是精油萃取物，無香味，所以也不會經由香氣影響身體。巴曲花波的成分是花瓣、純水和少量被稀釋的酒精（保存劑），絕對安全且無副作用，即使配合其他醫療方法，也絕對不會產生衝突。

🌿 花波頻率產生共鳴，平衡負面情緒

在花波情緒療法基礎理論中，水就是載體，把花朵的信息儲存在水中。根據現代物理學研究結果顯示，水分子（H$_2$O）具有特殊的結構形狀，水在 0 度至 60 度時，會呈現一種液化晶體的形式存在（不完全呈現液態狀），其特殊角度可將植物的信息夾含在結晶體中，這就是所謂「水的記憶」。細胞並不靠偶發碰撞來運作，而是靠低頻電磁波（低於 20000Hz）的訊號來溝通。不同的水分子團攜帶不同的信息，而影響生理機能（如同類療法）。

1988 年 6 月法國傑克・邦伯尼在《自然》（Nature）雜誌發表〈水的記憶〉（The memory of water）之論文，確認同類療法的核心理論，即使水中找不出任何物質成分，但仍有「記憶」存在於水中。他提出水具有保存分子信息的能力，並能傳達或延展訊息。在實驗中亦發現

花波就是運用不同花朵的獨特頻率，利用水的記憶，將其能量振動頻率隨著液體，從母酊劑共振轉移進入保存花波瓶，以備製作日常服用花波之用。

花波的作用並非對抗疾病，而是促進與生俱有的自我調適潛力。

一種物質在水中經高度稀釋的溶液仍然會引起反應，彷彿最原始的分子還存在於水中。

花波就是運用不同花朵的獨特頻率，利用水的記憶，將其能量振動頻率隨著液體，從母酊劑共振轉移進入保存花波瓶，以備製作日常服用花波之用。

根據信息醫學，每一朵花都有其獨特的信息波動頻率；每個人的身體與內在的情緒變化，也都有獨特的波動頻率。巴曲醫師利用花波的信息與人的身心靈產生共鳴共振，平衡負面情緒與失調的信息，讓情緒重新取得平衡。

花波的作用並非對抗疾病，或壓抑個人負面的特質，而是促進與生俱有的自我調適潛力，這也是花波情緒療法逐漸普及的重要因素。讓物質性的身體組織，完全投入抵抗疾病與壓力的力量，進而將精神性的負面特質轉變為正面特質，啟動自我調整系統的重大關鍵在於——當事人願意誠實地面對自己，如此，花波方能幫助我們調整自我，重新邁向真我的航線，以達身心靈健康。

🌿 巴曲花波，啟動人類復原能力

巴曲花波為何能在整合醫學中占據一席之地？因為花波結合了生物能信息醫學，這門科學專門研究生物體能量信息變化。然而，一般醫學只探討人體的生理狀況，必須結合可提升情緒、心靈層次的花波，方可達到身心靈整合療法的效果。

目前各種能量儀器、量子儀器、電子儀器等，均能檢測出精、氣、神各層次的物理波，在人體上反映的強弱與

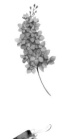

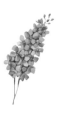

運行的方式，亦能分析這些信息是否會影響個體的平衡而導致疾病，甚至可檢測天然物質或合成藥物能否恢復人體健康。除此之外，生物能量醫學更強調人體的器官、功能、情緒，與人格有著密不可分的關係。其中花波能平衡情緒、提升心靈層次，自然能夠影響身體的健康，啟動人體的康復能力，這也是花波情緒療法逐漸普及的重要因素。巴曲花波是重視整合醫學的醫師與精神神經免疫學學者的最愛。

李察‧格柏（Richard Gerber）醫師在其共振醫學論著中特別提到夸克（Quarts）般大小的花波，以晶樣矽膠狀的結構在人體全身中快速移動、放大，並釋放至 7 輪再返回至肉體，以正面的能量頻率至不平衡的部位，產生共鳴共振現象，以達到身心靈健康。根據醫學雜誌報導，現代文明病——如高血壓、糖尿病、氣喘、皮膚病、消化性潰瘍、癌病等病症都與壓力有關。

1970 年代以來，精神神經免疫學（PNI）的研究結果顯示，免疫系統與神經系統有密切的相關性，由於人體內的「細胞激肽」存在於血液與脊椎液體之間，當壓力過大時，即會分泌刺激性的細胞激肽，如過度刺激免疫系統，便會影響身體健康。因此，重視整合醫學的醫師，與精神神經免疫學學者，均十分肯定巴曲花波能改善情緒與壓力，並能提升心靈層次，可謂是身心靈的守護神。

花波
Wave Point

愛因斯坦說：「生命一切都是震動頻率，宇宙萬物皆會產生波頻的震動，並不斷彼此傳達信息，人體與花當然也不例外。」

身體內的小宇宙
從量子醫學談花波

2-2

科學基礎

花波情緒療法是一種具有科學基礎的生物物理性療法，是利用盛開的花朵，將大自然宇宙信息，以能量振動的原理，轉換成正向特質的能量頻率導入人體，再藉由人體的經絡系統，釋放至全身並產生共振現象，轉化「負面情緒」為「正面情緒」，以達到照顧、修復和昇華心靈之目的。

因花波可以調和病人最深層的不平衡情緒和精神創傷，是現代人真正的心靈藥膳。自 1930 年發現至今，已將近百年的歷史，是歐洲著名的醫術之一，歐洲許多家庭皆有備用，可見其普遍性較其他療法更經得起考驗！

一般醫學以「粒子」化學變化來解釋人體的生理狀況，信息醫學以「波」物理能量來詮釋生命現象。

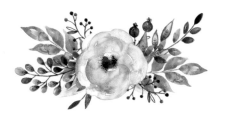

花波，不折不扣的生物物理性療法

如果要將花波療法的學理解釋得更加深入，就必須從物理學的「波」談起。

一般醫學以「粒子」化學變化來解釋人體的生理狀況，信息醫學以「波」物理能量來詮釋生命現象。

身體細胞由於功能的不同，細胞的種類也不同，基本的分子或原子當然就會不同，但原子的基本構造是相同的，每個原子都由中子、質子構成原子核，每個原子核都被不同數目的電子圍繞著，並向外釋放出能量，造成種種波動，或呈粒子狀，或呈波狀，也就是波粒二象性。

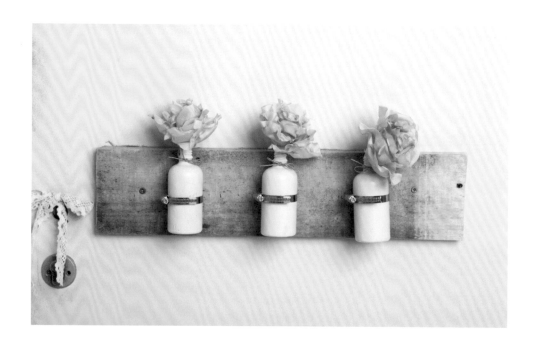

宇宙　左右上下謂之宇
往古來今謂之宙

波 ＋ 粒子
↓　　↓
時間 ＋ 空間 ＝ 大自然

中醫與印度醫學，都在詮釋

身心靈整合醫學的重要性。

這些波動就是所謂的物理波，而宇宙間有 6 種波——電波、磁波、音波、光波、水波與意念波。一般能用儀器檢測頻率屬於電磁波，人體的生命力以各種不同的頻率向外界發出獨特的生命信息，讓自己這個小宇宙與大宇宙隨時隨地產生共振共鳴，以維持身心靈的健康。難怪中國、印度、希臘等傳統醫學均強調整體與自然。

中醫的精、氣、神，印度醫學的七輪，都在詮釋身心靈整合醫學的重要性。由此可見，花波療法就是不折不扣的生物物理性療法。

在身心靈整合療法中，能兼顧心理與靈性的療法並不多見，花波療法卻能隨著物理學的迅速發展與太空科學的發達，而得到堅固的理論基礎，各種探測星際的太空儀器，解開人類長期以來對宇宙的好奇與神祕的色彩。

有關「靈性」的說法，如果用物理學與量子力學來詮釋，也就不會覺得那麼抽象或太玄了。

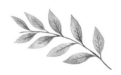

🌿 量子，能量與物質的最小單位

那麼，量子是什麼？量子是物質的最小單位，也是能量的最小單位。

量子物理就是研究世界上最微小元素的科學，量子也可說是不能再分割的最基本能量單位。相對於研究微小物質，如分子、原子、中子等內容的物理學，牛頓古典物理就是研究一些較大型的物質。

量子力學也是電磁波、光、輻射、波動的基礎。電磁波包括無線電波、遠紅外線、紅外線、可見光、紫外線、X 射線、 γ 射線等。宇宙中電磁波的頻率範圍從零點幾赫茲（Hz）到 10 的 20 多次方赫茲（赫茲是指每秒的振動次數）。

人類能看到的可見光波長，大約從 400 奈米（nano meter）到 700 奈米（1 奈米即 10^{-9} 公尺，1/10 億米）。因此，若只相信「眼見為憑」的話，那麼，從宇宙整體觀念來看，人類就像是個瞎子。

花波
Wave Point

「量子力學」及「量子光學」為近代物理學中最基本能量力學，量子論的概念則泛指所有的物質與能量可以被量子化。想要知道量子是什麼，也可以從量子物理學發展的過程來瞭解。

事實上，量子並非是新潮的玩意，100 多年前（西元 1990 年）德國物理學家普朗克（Max Planck）就提出量子論。他認為光不是連續發出的波，而是不連續發出的波包，並且只能取某個最小數值的整數倍。這個最小數值就被普朗克稱為「量子」，也就是說：光是不連續的粒子。於是，1900 年 12 月 14 日便成為量子力學的誕辰，普朗克也被稱為「量子力學之父」。

🌿 與負面情緒相反的波長，平衡體內環境

量子醫學對健康的定義是指，個人在身、心、靈、人際關係上，同時與大自然和神人關係均處於和諧狀態。

在這種定義上指的量子醫學，就是透過研究細微物質的波動頻率，以量子檢測儀測量人體內不同物質的特殊震動頻率，加以量化、分析器官功能頻率、線體頻率、經絡頻率、毒素頻率、情緒頻率、染色體分子結構頻率、營養成分頻率，脊椎結構頻率等，再以適當的量子振動頻率調節身體、平衡情緒，以此恢復身心靈的健康。

量子物理就是研究世界上最微小元素的科學。

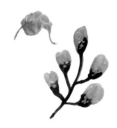

無論是物質身體或能量身體，最終都會成為粒子活動，這些粒子活動由信息之波形所操控，健康的細胞和器官有其固定的頻率波形，病變時則會發生改變，因此輸入與病變相反的頻率波形，則能平衡恢復健康。手術或藥物都是除去異常頻率波形的手段，目的是要製造一個讓身體能早點恢復自我痊癒的環境。

想要恢復健康，最終還是得靠自身的自癒功能。健康的定義是身、心、靈都要兼顧，維持正向思考，如果情緒或思想都朝向仇恨、嫉妒、自卑、生氣、貪嗔癡等負面方面思考，該如何處理呢？

這時，可以考慮使用花波療法，每一種花都有其獨特的波長、頻率，哪些花朵適合調伏哪種負面情緒，都有特殊的方法，但原理還是一樣。負面情緒有其獨特的波長頻率，如果能將具有與負面情緒相反波長頻率的花波，利用飲用或滴到口中的方式，體內就會產生能平衡負面情緒的波動頻率，而使情緒恢復平穩。

無論是物質身體或能量身體，最終都會成為粒子活動。

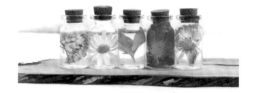

疾病，是展現我們缺乏的東西

疾病發生在人的意識之中，意識層面若失去秩序或和諧，便會影響情緒波動，產生異常頻率，進而改變細胞和身體結構而失去內在平衡。不平衡產生了症狀，症狀會展現意識所缺乏的東西。

身體是意識表演的舞臺，而症狀就是意識缺乏之物的身體表現，它會呈現我們不願在意識層面接受的部分，使我們誠實面對被壓抑的情緒，透過身體的媒介，也使我們更完整。因此，從量子醫學看疾病的意義，可發現疾病就是病患由內到外的壓力因素形成的不平衡狀態，以「症狀」顯露於外。由於體內系統會時時刻刻對於不平衡的狀態做出調整，病人必須有意識地瞭解，並配合身體的康復機制，以不傷害的方法使身、心、靈重獲平衡，並在整個過程中，學習更深入地認識自己，以達到個人成長及人生全方位的成功。

疾病防止我們偏離走向合一的正路，它是通往完美道路的手段之一。

> 身體是意識表演的舞臺，而症狀就是意識缺乏之物的身體表現，它會呈現我們不願在意識層面接受的部分。

⊙量子物理學在醫學上的啟示：

1、身體與心靈是不可分割的整體。然而，並不等於部分的相加，整體總是比部分之和還多。它不是由其個別部分所決定，但各部分則是由整體的內在機制所決定。

2、身體與心靈是互相影響的。當身體某個部分出現不平衡狀態，其餘部分皆會受到影響。

3、心靈可視為看不見的隱含秩序，具有信息波之作用，時時刻刻影響著可見物質身體的顯明秩序。

4、人的身心靈隨時處於一種動態平衡的狀態中，在危機與壓力中尋求平衡。

5、人體每個細胞都具有全人的信息——遺傳密碼，可重新複製完全一樣的生命。這就是中醫發現的全息醫學之基礎。

6、我們可透過身體的某個部分看見整體。如面部、手掌、腳底、耳朵、舌頭、眼睛（虹膜）等，都隱藏了身體的整體信息。透過刺激某一部分，便可達到對應器官之調整效果。

7、人體是一個極其複雜的開放系統，極微小的改變，可造成健康上正面或負面的極大結果。

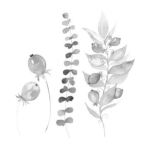

痛則不通，通則不痛
從經絡學談花波

2-3

皇帝內經

根據《皇帝內經》記載，人的情緒皆由臟腑所屬的經絡支配。

經絡若通，就會積極樂觀，充滿正能量；經絡若堵塞，便會產生負面情緒，進而影響健康。人體有 12 條經絡，對應著 12 種正負情緒，說明如下：

1、**肺經**：正面情緒主一身之氣；負面情緒主悲傷。
　　肺經淤堵的人容易感到悲傷。疏通此經絡，可以減低悲傷情緒，找回正能量。

2、**大腸經**：正面情緒主傳導、排毒；負面情緒主懊悔、煩惱。
　　大腸不通容易產生煩惱、無名火；疏通大腸經、改善大腸功能，可以消除這類負面情緒。

3、**胃經**：正面情緒主接納、豁達；負面情緒主急躁。
　　胃經淤堵的人，無論言語、行為均容易急躁，面部也容易生出痤瘡、粉刺，或身體容易出現癰膿。疏通胃經，可以緩和急躁的情緒，排出體內的毒素。

4、**脾經**：正面情緒主思考；負面情緒主抱怨、委屈。
　　在五行當中，脾屬土，土能承載一切的好與壞。若脾的經絡淤堵，就會產生抱怨、委屈，疏通脾經，可以接納一切的寒熱溫涼、酸苦甘辛。

經絡若通，就會積極樂觀，充滿正能量；經絡若堵塞，便會產生負面情緒，進而影響健康。

人體有12條經絡，對應著12種正負情緒。

5、心經：正面情緒主歡喜、喜歡；負面情緒主壓力、幻想、仇恨、怨恨。

恨由心生，生恨日久，耗傷心氣、心血，導致心經淤堵。心腦血管問題，多來源於心經淤堵。

6、小腸經：正面情緒主悲憫、憐憫；負面情緒主哀愁、創傷。

憐憫過度會導致哀愁，哀愁過度就會變成哀傷，而哀愁過度易產生潰瘍，容易堵塞小腸經。疏通小腸經，糾正偏頗，可以平和的對待一切哀傷之事。

7、膀胱經：正面情緒主積極、向上、陽光；負面情緒主消沉。

膀胱經為一身陽氣之所，是為「陽中之陽」。陰、雨天時，情緒容易鬱悶、消極；疏通膀胱經，陽氣升騰就像晴天時的心情，正向、積極。

8、腎經：正面情緒主智慧；負面情緒主恐懼。

腎精虧損或腎經淤堵，就不易產生智慧，容易遇事恐懼、恐慌、害怕和驚恐。疏通腎經，腎精充沛則智慧、勇敢。

9、心包經：正面情緒主歡樂、愉快；負面情緒主壓抑、忍耐。

心包經是幫助心傳達快樂心情，若心包經遭到堵塞，快樂信號就無法傳達出來。疏通心包經則排解壓抑，提高快樂指數。

10、**三焦經**：正面情緒主輕鬆、喜樂；負面情緒主緊張。

若三焦經的功能不協調，就會產生緊張情緒。疏通三焦經，可以有效緩解緊張的情緒。

11、**膽經**：正面情緒主中正、決斷；負面情緒主焦慮。

膽的功能強大，決斷力強，公正無私；膽經淤堵者，就會出現焦慮不安，優柔寡斷的情況。

12、**肝經**：正面情緒主計謀、謀略；負面情緒主憤怒、指責。

肝經淤堵的人，容易感到憤怒，愛好攻擊、指責對方。疏通肝經，可以降肝火、心境平和。

🌿 經絡花波的應用

依據以上 12 種經絡的負面情緒，使用口服花波調整負面情緒，再配合花波按摩經絡，效果迅速且安全。

一、經絡花波的使用方法：

⊙**口服法（糖球製劑）**

保健：每天 1 次，每次 3 粒。

強化：每天 3 次，每次 3 粒。

⊙**按摩法（液劑）**

每星期一次，先將 3c.c 的花波液劑摻入精油，或按摩霜裡做全身按摩，再加入 2c.c 的花波液劑，強化需要處理的經絡部位。

二、12 經絡花波應用對照表

12 經絡	適合的花波	可緩解的負面情緒
心經	冬青、柳樹、榆樹、聖星百合、白栗、龍芽草	壓力、仇恨、怨恨、幻想
小腸經	柳樹、菊苣、聖星百合	哀愁、創傷
心包經	落葉松、松樹、矢車菊、櫻桃李、龍芽草、岩泉水	壓抑、忍耐
三焦經	鳳仙花、溝酸醬、馬鞭草	緊張
肝經	冬青、山毛櫸、櫻桃李、馬鞭草、葡萄	憤怒、指責
膽經	石楠、紅栗	焦慮
腎經	岩薔薇、溝酸醬、櫻桃李、白楊、紅栗	恐懼
膀胱經	鵝耳櫪、野玫瑰、荊豆、橄欖、龍膽、甜栗	消沉
脾經	柳樹、龍芽草、榆樹、矢車菊、甜栗	抱怨、委屈
胃經	鳳仙花、葡萄、橡樹、馬鞭草	急躁
肺經	龍膽、芥子花、聖星百合、荊豆	悲傷
大腸經	松樹、野生酸蘋果、胡桃、忍冬、鐵線蓮、白栗	懊悔、煩惱

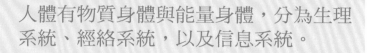

人體有物質身體與能量身體，分為生理系統、經絡系統，以及信息系統。

🌿 量子花波結合經絡理療，情緒問題迎刃而解

所謂「痛則不通，通則不痛」，當經絡阻塞後，會產生酸、麻、脹、痛的情形，嚴重者，甚至會影響到情緒。

除了疏通經絡，促進氣血循環之外，臨床實驗顯示在嚴重或突發情況下，於心包經的內關穴、大腸經的合谷穴、膽經的風池穴以及膀胱經的膏肓穴，施以適當的力氣按壓，同時服用花波之後，經過內服外調，不僅可以舒緩疼痛、改善情緒，甚至連人格特質、價值觀、人生方向均會有所改變。

現代科技進步，3C 產品使用頻繁，甚至沉溺在網路世界中，人與人之間的關係越來越疏離，加上現代人工作壓力大，使用量子花波療法處理情緒問題，不但迅速又安全，結合經絡理療，更能事半功倍，是現代人追求身、心、靈全方位健康的最佳自然調理之道。

人體有物質身體與能量身體，分為生理系統（分子轉移）、經絡系統（電磁傳導），以及信息系統（量子共振），其中經絡系統扮演著非常重要的角色。現代人情緒困擾的問題越來越多，天華醫療整合團隊根據經絡與情緒的理論，應用花波療法研發出經絡花波，3 年來應用於經絡理療的個案與德國花波系統一樣，均獲得良好的效果，證實經絡花波可改善情緒，並平衡身心靈健康的專業技術，值得發揚光大，為中醫心理學開創另一個里程碑。

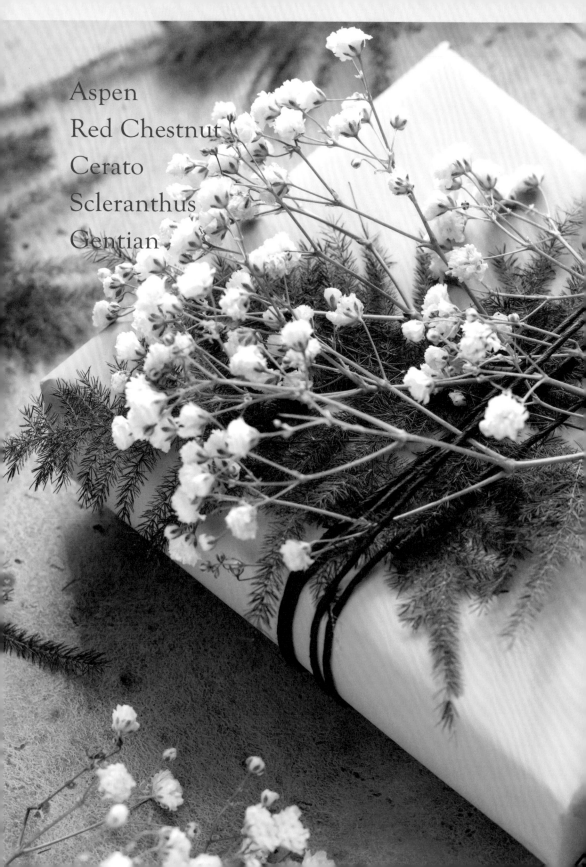

Aspen
Red Chestnut
Cerato
Scleranthus
Gentian

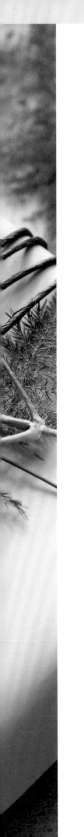

38 種花波的
內外情緒調理

巴曲花波中的 38 種能量花波，透
過植物的共振頻率，可以平衡我們
的情緒問題，依照不同心理狀態可
以區分為不同的情緒類型。

每款花波各自對應著不同特質，提
供了各種心理情緒與生理疾病溝通
的橋樑，進一步得以調整與改善。

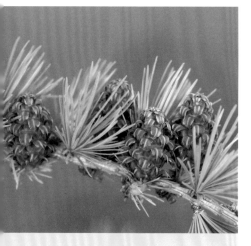

*01　第一種情緒（海底輪）
沮喪、絕望

01

落葉松 Larch

落葉松花波可以幫助那些有能力，卻缺乏信心的人，他們常會退縮，以致於許多機會就這樣白白流失。當機會來臨時，這種類型的人會裹足不前。

花波頻率特質

· 自信。
· 明白失敗乃成功之母，凡事只要努力去做，便會有好結果。

✳　花波情緒調整口訣　✳

· 經常感到自信心不足，而放棄嘗試的機會。
· 經常認為他人的表現總是比自己好。
· 對過往微不足道的小事耿耿於懷。
· 等待失敗，缺乏對成功的信心與意願。
· 缺乏自信、不帶羨慕的自卑。
· 不想挑戰，也不要成功。
· 酗酒、吸毒。

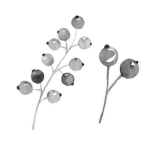

巴曲醫師表示落葉松的人，認為自己永遠都比不上別人的優秀；他們往往擔心自己會失敗，不敢奢望成功，所以不敢跨出一步去冒險，無法為了成功努力嘗試。因此，把自我困鎖在負面的情緒裡。

落葉松常被認為是需要長期調整體質的花波。這種人習慣自我觀察，批判自我，對自己的聲音、外表等，永遠都認為不足，是一個害羞、膽怯的人。因此，落葉松的人屢次多方嘗試都欲振乏力，造成他們有可能會突然放棄工作，放棄憧憬跟生活的目標，這類型最大的問題是對得失的認知。

落葉松的人容易逃離現實生活，所以被人認為軟弱、害羞、易受驚嚇、愛佔便宜，使得別人對他們的態度鄙視不夠尊重。但是也因為這樣，再次刺激他們的情緒。

其實，落葉松人容易面臨自我懷疑的時刻，時常會審視自己對外在的閒話，在意外人的觀感；使用落葉松的時候，可以讓人客觀地看待自己的優缺點，誠實地評估自我的能力。

所以，落葉松是處理固執不化的花波。用落葉松來調整自我的自卑感，讓自己處於平衡的觀點，通常使用落葉松時，還需要專業的協助，譬如接受治療或參加一些勵志的課程，對他們也會有所幫助。

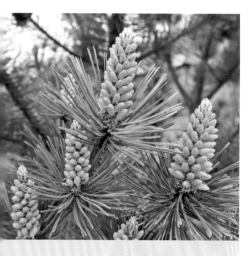

01 第一種情緒（海底輪）
沮喪、絕望

02
松樹 Pine

巴曲醫師說，松樹是不斷自責的人，即使成功了，他們還是覺得自己可以做得更好，不滿意自己的努力或是成果。

花波頻率特質

· 做事但求問心無愧。
· 勇於承認錯誤，不會沈溺於自責之中。

✽ **花波情緒調整口訣** ✽

· 對於自己的任何表現皆感到不如理想，待人處世常與社會脫節。
· 經常自責認為別人的錯都是自己造成的。
· 律己甚嚴，尤其當他認為達不到自我標準或既定目標時，會作自我強烈要求。
· 嚴以律己、自責、愛道歉。
· 罪惡感、自虐。

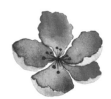

這種情緒源自於長期的不滿足，他們是一群永遠不滿意自己努力成果的人。松樹型的人會自我論斷，也時常自我否定。這是受嚴重罪惡感操縱的類型，容易有強迫式的行為，來自所謂的權威性訊息，如同野生酸蘋果型、松樹型的人容易設定超過自己能完成的目標。

野生酸蘋果型的人，將注意力放在身體跟心靈上的純淨，這是他們得到快樂的來源。而松樹型的人，卻是將注意力針對自我的缺點上，羞恥感會變成推動自己向前的動力。因為他們的內在罪惡感是如此強烈，所以會深植內心，不斷地延伸而擴散到全身。譬如，年輕的同性戀者，生長在虔誠信仰的家庭裡，教義讓他感到自我懷疑，認為自己是個罪人，因而揹負著罪惡感的重擔。

松樹型的人意志力薄弱，比較容易被誤導。他們潛意識會尊敬權威，只要認定對方是領導者，就容易言聽計從。另一方面，松樹型的人也有意志堅定的時刻，甚至偏執得拒絕任何背叛，他們看重道德標準的規範，容易背負嚴重的罪惡感，影響了快樂的心情跟自由的想法，因此身體時常十分的疲憊。

若一直以這樣的態度對待個人跟他的家人，便會形成一種惡性沉重的負擔，也間接影響到他們的孩子、配偶、朋友們之間的關係。

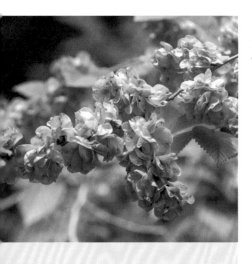

*01 第一種情緒（海底輪）
沮喪、絕望

03

榆樹 Elm

榆樹花波適合那些工作壓力或家庭負擔過重的人，他們通常是能幹的人，或者位高權重的人，榆樹可以幫助他們應付這些難以承擔的驚慌與壓力。

花波頻率特質

· 恢復精力。
· 意志堅定。

---✳ 花波情緒調整口訣 ✳---

· 沒事時盡量找事做，覺得工作老做不完。
· 因失去控制力，而滿腔失落感、沮喪。
· 責任感過重。
· 對工作期望過高。

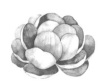

巴曲醫師說，榆樹是行善的人，遵循著人生的使命，希望做對人類有益處的事情。偶爾會有沮喪的時刻，尤其他們覺得承擔的工作過於艱難，而且超乎自我能力的時候。

榆樹屬於人格特質花波，或是稱為長期調整體質與人格特質的花波。一般針對根深蒂固的行為模式的人，這意味著當事者生活已陷入糾結，而且沒有辦法迅速回到平衡。

榆樹型的人，認真對待生活所賦予的每一個責任。假如他結婚了，有了小孩，他會變得為了家人的生活而更努力；為了工作，甚至犧牲跟家人之間的關係，只是為了多賺錢來幫助家裡。

榆樹人通常都具有偉大的抱負，樂於為了自己的理想而受苦，很多時候這種動力會變成了壓力。果斷、堅持的能力會讓他們成功，可是他們往往也是自我成就的受害者。一旦因為工作耗盡體力，感到疲乏且透支時，就容易進入憂鬱沮喪的狀態。他們面對低落狀況的時候，反而會加倍努力，往往會惡性循環，又落入氣力耗盡憂鬱的窠臼裡。

榆樹型的人需要跟別人之間的關係取得一種平衡，他們往往看不見自己所付出的努力，其付出的代價，反而對所愛的人造成傷害。不然就是將自己逼到崩潰，進入到另一種負面的型態，形成苦悶與絕望。如果睡眠充足，可以多一點點的創意，懂得認清事情的侷限問題，就不會一再重蹈覆轍，陷入不成功就是失敗的漩渦裡。

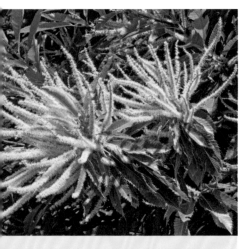

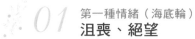 *01* 第一種情緒（海底輪）
沮喪、絕望

04
甜栗 Sweet Chestnut

大部分甜栗的恐慌、絕望，都是在半夜產生。
當獨自面對黑暗，無助掙扎到天亮的時候，孤
單及被拋棄的感覺，讓他們久久無法平靜。

花波頻率特質

· 堅強的性格給予支
　持的力量。

· 內心感到痛苦時，
　仍然相信會出現奇
　蹟。

✳ 花波情緒調整口訣 ✳

· 深受絕望或沮喪的情緒所苦，而已經達
　到忍無可忍的地步。

· 生活的重擔，已超越自己的承受範圍。

· 找不到情緒出口，而感覺絕望悲傷。

· 忍耐到達極限、深度絕望。

· 嚴重心理壓力、痛苦。

巴曲醫師說甜栗的人，是曾經遭受過無情劇烈打擊，痛苦程度讓他們無法忍受，身心也達到了極限，所以必須要退讓妥協。甜栗的狀態是一時陷入深度的沮喪跟絕望，大部分是瞬間的情緒。

就好像我們的人生，碰到撞牆期的時候，面臨極端的困境，感覺所有的資源都不見了，因而無法面對現實生活。一旦遭遇這種行為模式，他們的反應會讓人無法預測，可能會瘋狂反擊、變得歇斯底里，或是情緒崩潰而無助哭泣，甚至自我切斷與外面的連結。

但是，甜栗自己往往可以找到生存的方式，這類人的痛苦誘因，是長時間的累積。譬如事業的挫折、人際關係的崩壞，或是嚴重的疾病，拖延了很長的一段時間，讓當事人的生活深受恐懼痛苦的折磨。

甜栗無法讓外在的困境消失，也無法治好重症病患，像是美國的大型颶風或龍捲風，當下恐慌而絕望，甜栗能夠幫助受害者恢復情緒的平衡。倘若遭遇的困境和死亡悲傷相關，便可將甜栗和急救花波並用，因為它們都隸屬巴曲醫師的緊急花波配方。

"

甜栗的狀態是一時陷入深度的沮喪跟絕望，大部分是瞬間的情緒。

"

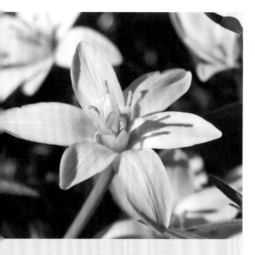

✳ *01* 第一種情緒（海底輪）
沮喪、絕望

05
聖星百合 Star of Bethlehem

巴曲醫師的眼中，聖星百合是最適合應用在各種狀況、任何對象的急救花波。它可以喚醒、調整陷於苦難中的心靈創傷，所以被稱為「安慰者」、「痛苦悲傷的釋放者」。

花波頻率特質

· 減低對於痛苦的衝擊。
· 釋放悲痛與失落感。

✳ 花波情緒調整口訣 ✳

· 在腦海中無法抹掉的重大挫折或創傷。
· 過去的意外傷害或手術，對今日健康造成極大的影響，並產生憂傷和痛苦的後遺症。
· 重大打擊之後，產生重大的心靈創傷。
· 驚嚇與恐懼之後，所產生的後遺症。

這些人會因為外在的因素影響自身的心情，感到極度地不快樂，這些因素包括失去摯愛、受虐、意外事件，或是死亡等造成的極大驚嚇。

聖星百合幾乎可以應付各種新舊傷，或是其他特定需要的重要花波。在特別緊急的時刻使用聖星百合的頻率，效果勝過於其他一些舊傷。人容易有依賴性，不論是生理方面、財務方面，抑或是情緒方面，都需要仰賴群體的努力，當特別嚴重的狀況發生時，便可以使用聖星百合進行調整。

所以，聖星百合適用於生命的每個階段，它可以幫助當事人釋懷長久的罪惡感，或是往昔的責難，同時也可以讓當事人與家人、朋友之間的關係重修舊好，使得他們在生活當中獲得真正的平安。

"

巴曲醫師認為處於極大苦難中的人，屬於聖星百合類型。

"

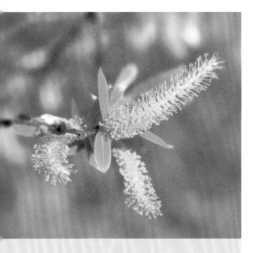

01 第一種情緒（海底輪）
沮喪、絕望

06
柳樹 Willow

柳樹型的人格擁有重量級的負面情緒，他們對生活永遠充斥著不滿。這些人對自己或別人，很容易變成沉重的負擔，周遭的人士都會被捲入悲苦、絕望的深淵。

花波頻率特質

‧對生命採取較樂觀與正面的態度。

‧以平常心看待世間事。

✳ 花波情緒調整口訣 ✳

‧覺得老天對自己太不公平了。

‧怨天尤人，經歷不平遭遇，內心充滿悲憤與憎恨。

‧不願意面對現實，改變現狀。

‧憎恨、自憐。

‧對自己的努力無法獲得回報，而別人卻能不勞而獲之事，感到憤恨難平。

巴曲醫師給這些生活上遭遇困境或不幸，心裡無法接
受，卻又不面對的人，定義為柳樹型。他們會評斷自己，
覺得為了成功，不應該受到這些考驗，那是不公平的，
因而開始產生深宮怨婦般的怨恨。

柳樹人代表的是犧牲，是別人對他們所付出的犧牲。他
們從來不承認自己的情緒有問題，不願意尋求任何協
助，幫助自己脫離這樣的悲苦。他們容易說出傷人的話，
也會使用報復性的言語，甚至將說出的話付諸行動。

柳樹型的人情緒呆板，隱藏內心的脆弱，所以需要長期
調整體質的花波，需要服用很多次，才可以幫助當事人
回到平衡的狀態，而且必須跟其他花波搭配；柳樹型的
人缺乏彈性跟適應性，因為他們不願意為別人改變自己
的行為。固執多年下來，年紀大了，就會常常有各種莫
名的慢性疼痛，尤其是關節痠痛跟關節炎，可能也有慢
性發炎跟慢性泌尿道的問題。

他們也許在報復的時候會得到片刻的快樂，但事後都非
常後悔。由於從來不會認錯，因此，他們的內心不斷的
掙扎悔恨，再落入負面情緒的循環當中。

,,
他們容易說出傷人的話，也
會使用報復性的言語，甚至
將說出的話付諸行動。
,,

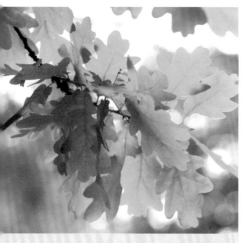

*01　　第一種情緒（海底輪）
沮喪、絕望

07

橡樹 Oak

此款花波適用於具有工作狂性格的人，這類型
的人縱使身心疲倦也會不停工作，只問成功，
不在乎任何挑戰。

花波頻率特質

・明白適當的休息，
　對身心靈的健康是
　十分重要的事。
・面臨困境、絕不放
　棄。

✳　　**花波情緒調整口訣**　　✳

・無畏無懼、勇往直前、努力不懈，不知
　休息的重要。
・只問成功與否，不在乎任何挑戰，導致
　精疲力竭。
・全心投入工作，其他事情均擺在次要的
　地位，而影響生活品質。
・終日不停地工作，沒有工作，反而會不
　自在的工作狂。
・雖然因遭遇逆境而感到挫折，但仍然奮
　鬥不懈，就算生病或工作過勞，也不會放
　棄。

巴曲醫師認為，橡樹型的人，是對於日常生活全力以赴的人，始終堅強努力來恢復健康，或是即使情況惡劣無望，他們還是持續地進行各種努力，永遠奮鬥下去。

可以說，橡樹型人是一種被形容死板、固執、堅定不妥協，或是很容易極度偏執的人，但是他們也被視為充滿正面特質的人，就像是橡樹一樣昂然挺立，高大強壯，在社會裡努力耕耘著。

橡樹人和榆樹人，都是以工作為中心的人，都渴望被人們強烈的需要，期望在這個世界上有些建樹，希望自己的成功被看到，而且得到應有的報償。不同的是，榆樹型的人認為工作是「使命」，但橡樹型的人則認為工作是「本分」。

榆樹的人精疲力竭，或是備受壓力，約莫是暫時性的；橡樹型的人，卻是容易陷入一種慢性、持久的困頓狀態，所以橡樹型的人，會表現出強迫式的天性，自願持續工作，直到真正的疲乏不堪。

橡樹型的人固執守著自己的堅持，他們對自己和同儕一視同仁的嚴厲要求。這種人沒有幽默感、沉默無趣，對他們來說，工作要有規劃步驟，工作場所也要依照所有的規定，因此，讓橡樹人早點得到教訓，其實是有幫助的。

橡樹的花波可以讓當事人獲得平衡，但是橡樹本身就是用來長期調整體質、處理長期情緒的花波。讓他們的固執性格恢復彈性，也可以調整陷入絕望的情緒，幫助這種人重新面對生活，用有意義的方式，來面對日後的生活。

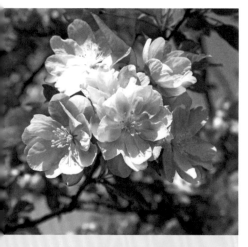

✳ *01* 第一種情緒（海底輪）
沮喪、絕望

08
野生酸蘋果 Crab Apple

野生酸蘋果常被用在調整長期情緒、體質的花波。因為他們永遠都在追求超標準的完美，很容易把注意力放在細節上，但是卻不願意正視整體的環境需求。

花波頻率特質

· 提升自我形象與自信心。
· 了解自我，且能做出正確判斷。

✳ **花波情緒調整口訣** ✳

· 對某些人或事物常有不潔淨或不齒的感覺。
· 十分在意自己身體或皮膚上的缺點。
· 過於重視細節，將周圍的人弄得人仰馬翻。
· 完美主義者，常為一點小事感到焦慮不安。
· 有強迫性人格傾向，內心充滿自責、絕望。
· 潔癖、自我形象低。
· 害羞、討厭身體接觸。

這是淨化用的花波，野生酸蘋果通常用來保持身體的潔淨，對平衡內心情緒的強迫模式，容易達到效果。所以，野生酸蘋果對過敏、宿醉，或食物中毒相關的問題，都算是一種特效花波。

野生酸蘋果的衝擊比較大，因而需要跟其他花波搭配一起使用。一般常見典型的野生酸蘋果人，最喜歡追求居家的潔淨、注重食物衛生，所以保持乾淨是他們的首要動作。當物品乾淨後，會再進一步要求周遭的環境，包括個人用品及職場生活環境，希望是有條有理的。

當他們的情緒停留在負面的型態時，會不由自主地計算電話號碼的數字、句子的字數，甚至可能把自己封閉在自己認定的想法裡面。因為他們希望一切都照著一定的規則進行，這是被束縛的徵兆。如果沒有及時處理，他們的行為容易儀式化。

典型的野生酸蘋果人，總是要求自己跟周遭的朋友都要按照秩序執行，他們會利用控制，追尋完美的手段，不管是動作、行為、慾望，尤其是生活中的種種細節，都會展現在他們所要求的自私行為當中，實質上不具備任何意義。

有秩序的環境，可以幫助
他們在情緒上安定下來。

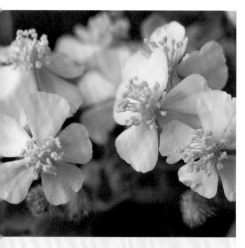

02 第二種情緒（臍輪）
恐懼

09

岩薔薇 Rock Rose

此款花波能幫助容易不知所措的人們處理各種情緒，例如意外、急病、會讓人恐慌或害怕事件的發生。

花波頻率特質

・舒緩恐懼。
・泰然面對危急狀況，或是意外事件。

✳ 花波情緒調整口訣 ✳

・活在極端恐懼感中，而苦不堪言。
・經常為惡夢所苦。
・無法從極度驚嚇中，學習到紓解的方法。
・長期生活在極度恐懼之下，而缺乏安全感，危急或意外時，皆呈負面思想且易反應過度。
・特別嚴重的驚嚇。
・驚慌忙亂，完全不知所措，如中風、車禍、親友往生、公司倒閉。
・易怒、歇斯底里、憂鬱。

這是緊急時使用的花波。

當人感到孤立無望時，例如意外事件、突然發病，或是當事人受到莫大的驚嚇、害怕，發生了足以產生巨大恐懼的嚴重情況。所以，巴曲醫師所研發唯一的複合花波，取名為「急救花波」，岩薔薇花波就是 5 種配方的其中一種。

岩薔薇往往是面對真正的災難，譬如會危害生命，或是面臨到最深層的恐懼，這種驚嚇害怕跟恐慌，都會涵蓋在內，有的是噩耗結束了，卻無法走出這些情緒的人。所以影響岩薔薇人的因素，既有屬於外來的一場危機，而引起身體的各種本能反應，亦有屬於一旦當事者面臨未知，又充滿威脅的事件。每個人程度不一的反應出脆弱的心靈，因此，此花波處理的只是他的心境，而無法處理外在的因素。

岩薔薇花波可以幫助當事人，從舊日的情緒創傷跟恐懼中走出來，恢復健康的心智和清晰的頭腦。岩薔薇花波無法讓當事人立刻蛻變，可是一旦事件發生，別人都陷入恐懼的時候，使用此款花波的人，會是保持理性的那個人。所以巴曲醫師說過，岩薔薇就是生長茂盛的美麗黃色小花，它將會為人們帶來一路勝利的勇氣，這是岩薔薇最好的註解。

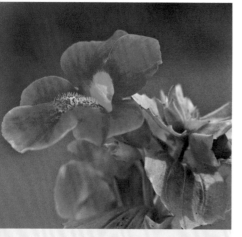

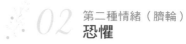

02 第二種情緒（臍輪）
恐懼

10

溝酸醬（猿猴花）Mimulus

具有這種特質的人，常常默默地承受自身的恐懼，不會對別人提起，所以溝酸醬人很容易被恐懼剝奪了生命中的快樂。

花波頻率特質

· 用平常心處理困難
　或害怕的事情。
· 勇於表達自己。
· 充滿信心、勇氣。

✳ 花波情緒調整口訣 ✳

· 特定某些事物，使人感到害怕或害羞（已知的恐懼）。
· 面對害羞或害怕的事物，變得更為緊張不安。
· 面對黑暗或死亡的恐懼。
· 日常生活中很容易受到驚嚇。
· 沒有勇氣說 NO。
· 內心的想法很難對人訴說。
· 無法肯定自己，甚至討厭自己。

此款花波適用於容易對一般事物產生恐懼的人。例如疾病、疼痛、意外、貧窮、黑暗、獨處或遭逢厄運，包括日常生活中可能會產生的各種恐懼情緒。這類型的人會獨自承受恐懼，不容易向他人透露心情。

巴曲醫師說，溝酸醬型的人面對疾病疼痛、意外、貧窮、在黑暗獨處時，都會害怕自己遭遇不幸，所以對日常的生活有著種種恐懼感。

它是恐懼的核心花波。這種人恐懼的來源，往往是出自於自己親身經驗，例如經歷過錐心的痛苦，或被凌辱的差恥，以致於他們打從心裡害怕被凌虐。

這也是為心存恐懼的人，所選擇核心的花波。要處理這種恐懼，必須知道當事人是否曾經經歷過哪種特定事件，而引起的恐慌。對於那些因為自身想像而感到恐懼、害怕的人，有其他更合適的花波，而因為害怕某些具體的事物，例如不敢坐飛機、不敢走吊橋，像這樣的自我侷限，這種花波最適合他們。

這些都是巴曲醫師說的日常生活中會碰到的恐懼，這種類型的人面對任何事情會再三考慮，即便是生活中細碎的小事，譬如面對回家的路線、食物的選擇、撫摸小動物們。溝酸醬人刻意不在別人面前表現出害怕恐懼，所以在旁人的眼中，這種人是一派輕鬆，事實上，內心是惶恐不安。溝酸漿核心的精神，不是在幫助當事人意識到自己在害怕，而是協助察覺是什麼引發這份害怕恐懼的主因。因此，這種花波不是給受驚嚇的人使用，它是用來幫助鎮定恐懼的人。

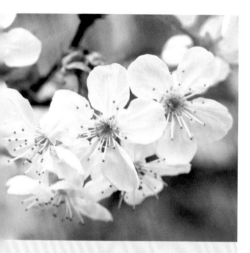

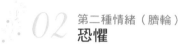

02 第二種情緒（臍輪）
恐懼

11

櫻桃李 Cherry Plum

此款花波適用於情緒容易瀕臨崩潰、失去理智或做出駭人、可怕事情的人。容易產生不好的想法，或是衝動行為。

花波頻率特質

· 冷靜與理智。
· 雖有身心病痛，也不覺得苦。

✳ 花波情緒調整口訣 ✳

· 經常擔心身體或情緒突然出問題，造成破壞性的行為或精神疾病。
· 經常擔心情緒失控，造成自己或他人的傷害。
· 過度緊繃。
· 強迫性的想做一些心中認為不見得是對的事。
· 有暴力傾向。
· 有自殺傾向。
· 害怕自己失去控制，而作出令人害怕事件的念頭。
· 過度迷戀偶像。

巴曲醫師認為櫻桃李的人，精神永遠都在緊繃的恐懼當中，心裡非常害怕失控，而且擔心自己做出可怕的事情，不願意去面對一切。雖然心裡知道湧起的念頭是不對的，仍是避免不了昏亂的念頭跟衝動，常常做些被禁止的事；櫻桃李人的靈魂永遠受生活環境的壓迫，所以會感覺自己不能承受太多的壓力，這種恐懼，會讓他們的情緒變得不穩定，患得患失，甚至崩潰，有時候還會有自我毀滅的傾向，或瘋狂錯亂的問題。

櫻桃李人最害怕的，就是對於事情失控的恐懼，所以被認為是情緒屬性的花波。它對突來的壓力跟創傷，所導致的壓迫性恐慌很有用。當事人感覺不能掌控自己的行為時，櫻桃李可以平衡衝動的情緒；嚴重的櫻桃李型的人會有歇斯底里的念頭、行為舉止，這樣容易危害到他們的心靈跟精神的健康。長期處於櫻桃李型態的人，會出現強迫式的行為，容易有偏執報復的念頭，而且會偷偷地盯梢別人，所以心智是主宰他們的關鍵。其實櫻桃李的人天生具有洞察力跟機智，所以在處理櫻桃李的人，要觀察他的自我感覺是不是統一，個人的意識與思想結構有沒有解體。

櫻桃李的人容易神經衰弱，情緒變化大，可能會突然開始哭鬧、歇斯底里，這些都是沒有辦法理性地呈現。現代抗憂鬱或相關的藥物，容易讓這些的人平靜下來，但是使用花波更容易讓他們恢復到原來的最佳狀態。

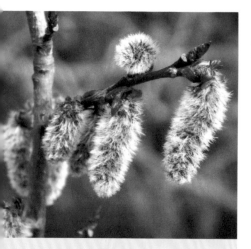

02 第二種情緒（臍輪）
恐懼

12

白楊 Aspen

白楊型的人容易陷入焦慮，這種焦慮感屬於
長期存在，是一種持續，卻說不出所以然的
恐慌不安。

花波頻率特質

· 積極面對每天的事
　情。
· 勇敢面對困難。
· 相信未知事物。
· 平常心看待生死。

✳ 花波情緒調整口訣 ✳

· 莫名的恐懼感。
· 經常感到焦慮不安，不知道如何面對、
　解決。
· 由於害怕的感覺，而從睡夢中驚醒，並
　有不祥的預感。
· 杞人憂天，或曾經歷過無名恐懼。
· 過度迷信，而走火入魔。
· 失眠、惡夢、恐慌、憂鬱、幻覺、幻聽。

巴曲醫師對白楊人的定義，他們經常產生不明所以、沒有具體原因的恐懼。這種害怕的感覺找不到真正的理由，他們對人或對現況普遍存在著不安全感，面對很多的事情都感到害怕。

白楊花波是幫助對未知的事物，容易焦慮不安，且潛意識裡對超自然充滿莫名恐懼者。灰褐色的白楊屬否定色，代表自我否認、逃避，以消極的態度面對每天所發生的事情。

這類人通常心裡只看得到未來，以致於容易忽略掉當下及過往的問題，對人或是動物都具有超乎常人的同理心。年輕的白楊需要被人關心跟呵護；白楊人跟鳳仙花人的狀態很相像，一點問題就讓他們坐立難安。不過白楊人不會暴躁易怒，痛苦都是來自於自己想像力的責難。像戰後的軍人、犯罪下的受害者，或是被語言霸凌、身體受虐待的人，事後可能都會呈現白楊型的焦慮不安、過度敏感。

白楊型的人是非常優秀的治療師、天生的諮詢者，因為他們與生俱來的特質，可以跟動物好好相處。白楊人對感官的世界很敏銳，在超自然方面，除了感覺焦慮以外，也很容易接收到預知，或是從直覺而來的指引。所以他們對神話、奇幻小說容易感到興趣。

白楊是在突發狀況的時候，能發揮最好的情緒花波；其實我們每個人在生活中，或多或少都會經歷到一些狀況，一旦遇到壓力來臨時，讓我們陷入焦慮，或莫名的恐懼，使用白楊的花波可以讓情緒趨於平衡。

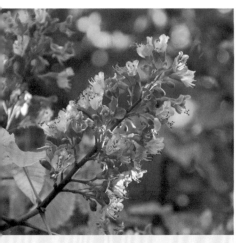

02 第二種情緒（臍輪）
恐懼

13

紅栗 Red Chestnut

紅栗人對自己漠不關心，但是會為自己所愛的人感到極度擔憂。這種擔憂，成為他們精神折磨的來源，因為他們永遠都恐懼著意外會降臨在所愛的人身上。

花波頻率特質

· 平靜、清心。
· 臨危不亂，對現況的正確評估。

✳ 花波情緒調整口訣 ✳

· 由於對周遭的人熱心過度，而造成自己的重大壓力。
· 過度擔心身邊親近的人之安危與福祉，經常想像不幸的事情會發生在這些人身上。
· 看似關心身邊親近的人，實為依賴或掌控。

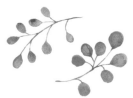

此款花波幫助那些容易為他人憂慮的人。這類型的人常為了自己所喜歡的人而備受折磨，並會過度擔憂親人的問題。巴曲醫師的定義是，紅栗型的人永遠在為別人焦慮，而且會影響到自我的不自在。

紅栗人的恐懼不容易分辨清楚，因為他們的情緒是無法放鬆下來，好好過自己的生活；始終在擔心所愛之人的問題，往往讓他們陷入危險的困境。當然，他們最常關注的對象就是自己的子女。紅栗人的憂慮狀態是短暫的，譬如外面的天氣惡劣，而子女們因為逾時還沒回家，這些都會讓他們坐立難安。

這種夾雜著愛跟憂慮的情緒，會讓紅栗人自己跟所關心的對象均要付出很高的代價。因為紅栗人的憂慮，不只是消耗掉自己的精神跟情緒，連帶身體也受到很大的影響。他們所關注的對象必須忍受這份名為愛，但實際上是強烈負擔。被關愛的人感受到的是——被監控與過度關心。

其實紅栗人給所愛之人的付出無人能及，因為他們投入生命全部的關愛跟支持。如果是正向的紅栗，那麼就能夠信任所愛的人，而且有足夠的智慧，攜手走向幸福的未來。

紅栗型的人，最喜歡幫助別人，而且一點都不得閒，他們是最好的志工。其實，紅栗人很容易辨認，他們會扮演被關愛對象的父母，把伴侶當成小孩或是珍愛的寵物；而被關注的那一方沒有選擇權，所以他們的情緒狀態會讓自己的感情扭曲反常，成為一種負能量。

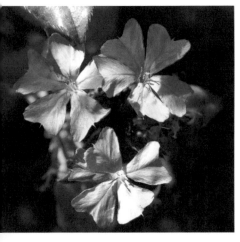

03 第三種情緒（太陽輪）
懷疑

14
水蕨 Cerato

巴曲醫師認為這類對自己信心不足，無法做決定，總是徵求別人意見，卻常被誤導的人是水蕨型。

花波頻率特質

· 肯定自我，認同自己的決定。
· 增強自信及自我分析能力。
· 精準的直覺力。

✲ 花波情緒調整口訣 ✲

· 每當必須做判斷或決定時，經常感到信心不足。
· 即使確定自己的需求時，仍然會尋求他人意見。
· 當他人給予你意見時，常會改變你原先的決定，而使你更加猶豫不決。
· 明明覺得不對勁，還是被別人牽著鼻子走。
· 猶豫不決，不相信自己的直覺。
· 容易被影響與誤導，向外尋求決定。
· 喜歡模仿別人，但又搞得四不像。
· 常常放馬後炮。
· 耳根子軟。

線球草與水蕨的人都習慣把懷疑隱藏在內心，這 2 種人都缺乏自我信任，無法對生活做出抉擇，好讓自己達到目標。

水蕨的人缺乏信心，卻不會想要彌補自己的弱點，相反地，他們會利用受害者的形象，在生活中尋求他人同情與協助。他們也很會抱怨，喜歡將困擾告訴任何願意傾聽的人，尤其是在生病或壓力大時，就會特別黏人。這種人面對較為強勢或直接的人時，就會顯得沒有招架之力。

水蕨是調整沒有安全感的花波，不管是突發性的情緒，或是慢性養成的狀態，都會減少他們的生活能力與創造力。簡單地說，水蕨人的情緒，對於當事者或周遭的人來說，都是一種體力、精力上的耗損。他們需要建議、需要被認同、需要自我定義，而他們時時刻刻都在追求這些認同感，最後的結果便是——周遭人都被煩透了！

當回應他們的需求時，隨之而來的就是一場漫長的談話，所以水蕨型的人是所有花波中，最容易也最讓人想要逃開的花波類型。

"
他們會利用受害者的形象，在
生活中尋求他人同情與協助。
"

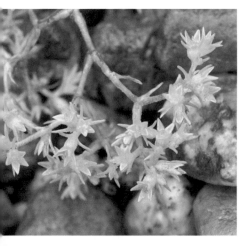

✳ *03* 第三種情緒（太陽輪）
懷疑

15
線球草 Scleranthus

巴曲醫師認為，線球草是針對沒有辦法從事物中抉擇的人，他們通常很安靜，默默承受自己的困難，也不會開口跟別人商量。

花波頻率特質

· 具有果斷力。
· 任何情況下均表現得四平八穩。
· 可緩和暈車、暈船、暈機、害喜的現象。

━ ✳ 花波情緒調整口訣 ✳ ━

· 經常在兩者之中做抉擇，而感到困擾不已。
· 經常因猶豫不決而情緒起伏不定，兩極化性格。
· 做選擇時，常會左右為難。
· 做選擇後，又後悔。
· 三心二意、優柔寡斷。
· 憂鬱、暈眩、暈車、暈船、暈機、害喜（懷孕時）。

使用線球草來調整這類人的負面情緒，是比較簡單且容易，不論是在突發狀況，或是陷入長期人格模式的狀態裡面，他們都無法做出決定。即使做出了決定，也很難堅持下去，因為他們可能會隨時改變心意。所以，線球草的人常會被困在一個循環裡面，總是在 2 個選擇中優柔寡斷。

這類型的人在感情上很容易同時著迷於不同的對象，一旦面臨被迫做決定時，對他們來說，這是最困惑的時刻。

"
線球草的人常會被困在一個循環裡面，總是在 2 個選擇中優柔寡斷。

"

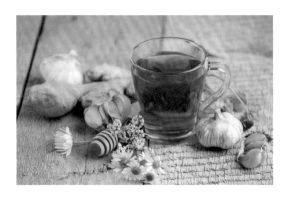

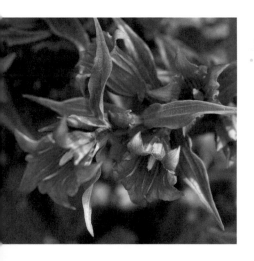

✳ *03* 第三種情緒（太陽輪）
懷疑

16
龍膽 Gentian

不論學歷的高低，大部分龍膽型的人天生都較為聰明，因此當他們產生懷疑而感到困擾的時候，也是屬於高敏感的聰明人類型，這種情況常見於演員、歌手、作家及畫家。

花波頻率特質

· 意識到成功的意義。
· 相信面對困難是人生的一部分，盡力去解決就會有成果。
· 重新點燃信心與希望。

✳ 花波情緒調整口訣 ✳

· 容易氣餒、思想悲觀、遇到挫折容易沮喪憂鬱。
· 事情尚未發生就往壞處想。
· 不能忍受一點困難，遇到挫折很難重新再站起來。
· 創業時懷疑自己不會成功，生病時懷疑自己不會好。
· 缺乏恆心。
· 容易失去勇氣，躊躇不前，垂頭喪氣。
· 憂鬱症的第一處方。

在巴曲醫師的眼中，龍膽型的人容易感到氣餒。雖然他們的病情出現好轉，或是日常生活的事物有所進展，但只要遇到一點延誤或是阻礙，就會引起恐慌，並且感到沮喪。比方說遭受戀人離開或長期失業，導致自信心受損，這時候龍膽便可以幫助他們走出自卑的情緒。

前面提到，這種類型的人易感到氣餒，因此更加容易悲觀，他們的悲觀會透露出當事人內心的懷疑。聰明人一旦讓挫折成為一種信念時，長期下來，便會以為是一種正常的情緒狀態，養成負面思考的慣性。

因為突發狀況，或出於長期的人格特質而需要龍膽的人，可能會一再重複相同的挫折過程。有時候是在相同的工作崗位上，有時候跳到另一個不同的行業中，還會重蹈覆轍。當他們以雄心壯志、高度期許的心情面對新工作，不斷受到挫折後，便會流失正面的情緒，而逐漸產生失落感。一旦面對生活挑戰，失去平衡，便會產生自我懷疑——懷疑自己的才華、能力、優點。

而龍膽跟橡樹這 2 種花波，可以從不同的 2 個端點，幫助情緒回到平衡。

"

出於長期的人格特質而需要龍膽的人，可能會一再重複相同的挫折過程。

"

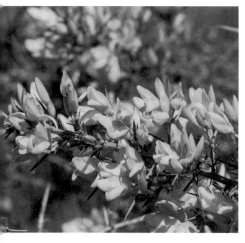

✳03 第三種情緒（太陽輪）
懷疑

17

荊豆 Gorse

這類型的人很容易根據個人情況或世界的趨勢，說出令人信服「為何不抱希望」的說法。

花波頻率特質

・堅定信心。
・不屈服於環境和個人問題，不輕易被他人意見影響。
・縱使有身體或心理的病痛，內心仍然充滿希望。
・積極正面情緒面對死神。

✳ 花波情緒調整口訣 ✳

・經常感到求助無門，內心充滿失落感。
・面對困難或轉機時，均會選擇放棄。
・極度的消極、無奈和絕望。
・雖然願意嘗試新方法，但內心已不再抱任何希望。
・感到絕望，自我放棄或自殺。
・長期病患。

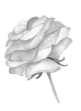

巴曲醫師說，荊豆是給感到絕望的人使用的花波，這些人認為自己無論怎麼努力都沒有希望，所以會在別人的說服之下，或是為了取悅他人嘗試各種療法。然而，在嘗試的同時，他們還是會對周遭的人表示希望很渺茫。

荊豆常用於處理負面情緒的花波，對於失去希望的人很有幫助，他們的情緒低落多半發生在罹患慢性病，或是令人疲弱不振的病症。荊豆型的人都是因為一再的傷害，打擊他們對世界的看法。

他們少了面對所有困難的信心，雖然努力地想要找出替代方案，卻也因此發現這麼做更增加了他們的壓力。荊豆花波最常用來改善慢性病或是人格特質。

龍膽對於短暫失去希望、失去工作，或是與戀人分手的低落情緒非常有效，但荊豆可以做為後續跟進的配方，在這兩種花波的相輔相成之下，最能發揮其效果。

荊豆型的人通常都是中年或是年長者，因為他們的身體很容易受到慢性病或病痛的折磨，尤其是高齡長者。巴曲醫師認為，利用荊豆的特質，再結合柳樹來調整情緒，可以安定思緒，幫助他傾聽自己內在的聲音，幫助當事人面對實際的狀況，重新找回信念。

利用荊豆的特質，再結合柳樹來調整情緒，可以安定思緒。

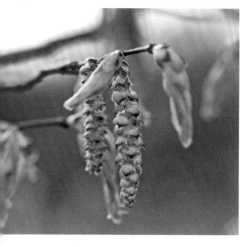

✳ *03* 第三種情緒（太陽輪）
懷疑

18
鵝耳櫪 Hornbeam

這類型的人生活經常混混沌沌，他們需要的是激勵，因為這些人的生活幾乎是一成不變，也不愛運動，甚至可能會飲食過量。

花波頻率特質

- 積極面對生活上每一層面。
- 力量與支持。
- 面對艱難的任務，仍能肯定自己的能力。

✳ 花波情緒調整口訣 ✳

- 早晨醒來時，有股不想上班的念頭，或是「假日後」症候群。
- 縱使感到疲倦，只要開始工作，倦怠感就自然消失。
- 覺得厭倦、散漫、疲憊。
- 覺得自己身心虛弱，無法承受生活的重擔。
- 看似無法承受日常生活的事物，其實均能完成應負的使命。

對鵝耳櫪型的人來說，每天要完成的事情太多了，他們的身心沒有足夠的力量，可以支撐生活上的重擔。他們其實可以成功地完成任務，但鵝耳櫪型的人往往在面臨現況時，會感到懦弱。而他們面臨的最大挑戰，不過是來自於公司裡面的同儕壓力。

鵝耳櫪人生活得渾渾噩噩，經常處於意志消沉、筋疲力竭的狀態，這種情況屬於情緒上的疲累，不是身體上的疲累，換句話說這種疲累來自於心理壓力。他們很容易不滿生活周遭的事物，因而對自己的能力也心存懷疑，擔心自己是否可以達到別人的期許。其實，他們具備能夠達陣成功的力量卻不自知。

鵝耳櫪型人的壓力通常來自於生活的束縛，或生活中沒有創意上的刺激、智能上的挑戰，在這樣的惡性循環中，會因為害怕或壓力過大，最終導致失敗，更加造成對自己能力的疑慮。

鵝耳櫪型的人情緒狀態不好的時候，容易被歸咎為懶惰。若是他們找到生活重心，明確知道應該要完成的人生目標，便會將專注力放在達成目標上。這是一個過度競爭的社會，多變的環境讓人感到疲憊不堪，現今的家庭需要鵝耳櫪花波來讓情緒得到平衡。

"

鵝耳櫪型人情緒狀態不好的時候，容易被歸咎為懶惰。

"

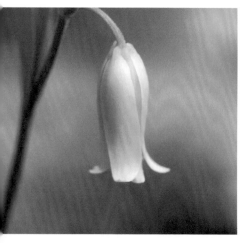

✱ *03* 第三種情緒（太陽輪）
懷疑

19

野燕麥 Wild Oat

這些人希望擁有跟他人不同的經歷，且享受發生在身上的一切，如此一來，生命才得以圓滿。然而，他們的困難往往呈現在選擇自己的職業，目標太過於遠大，因而產生不滿足的情況。

花波頻率特質

· 找出人生目標，並貫徹執行。
· 不受任何干擾，實踐自己想做的事情。

✱ 花波情緒調整口訣 ✱

· 滿腔抱負，因執行力差而一事無成。
· 對現實不滿，而無法掌握時機。
· 嘗試許多工作，但覺得不盡理想，對未來沒有方向感。
· 一直在找尋新的方法，但又難以下定決心，或做任何改變。
· 意志力薄弱、得不到他人肯定，因而態度消極、情緒不穩。
· 想成就一番事業，但是沒有明確的目標。
· 不知所措、自暴自棄，具有多重性格。

巴曲醫師認為，野燕麥型的人是一些擁有雄心壯志，想在生命中闖出一片天的人。野燕麥與冬青並列為基礎花波，都是調適最基本的情緒狀態。野燕麥的問題存在於一般的傳統文化中，當年輕人從孩童時期，轉變為成人時期，他們會經歷生活各種層面的過程。

但是，野燕麥型人的心態永遠年輕，也不會按牌理出牌，因此從不想要安定下來，他們希望生活可以充滿刺激，同時很容易感到缺乏意義。所以在學習新的知識、進行新的工作、開始新的戀情時，他們打從心底期望這些挑戰都深具意義。

野燕麥的人卻又害怕承諾，不管是在戀情、職場或者任何事情，除非他們本身願意去做，否則所有強迫的行為都毫無意義。野燕麥型的人較缺乏持續的耐力，一旦失去了興致，便會頓時感到枯燥乏味。又喜歡到處漂泊，接受各種新的嘗試，也願意面對各種冒險，所以他們容易依賴毒品或是酒精，藉由這些逃避現實，常常會陷入自我懷疑的漩渦中。

很多野燕麥型人會被貼上過動的標籤，是因為他們天生對新事物充滿興趣，特別是新的 3C 產品，更可以給他們帶來新奇的感受或體驗。

熱情的人會吸引到野燕麥型的人，而且很快成為他們的戀人或是導師，然而，當熱情消退的時刻，便是野燕麥型人面臨了新的危急時刻。因為時常改變人生的方向，改變熱情的目標，所以很容易留下爛攤子讓人收拾。

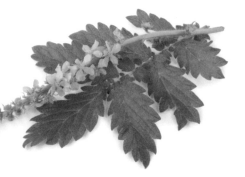

✳ *04* 第四種情緒（心輪）
對他人想法與外界過於敏感

20
龍芽草 Agrimony

巴曲醫師說，龍芽草的人喜歡交際，常常用愉快的心情，呈現一種風趣幽默感，是愛好和平的人。

花波頻率特質

· 永恆的和諧。
· 勇於表達自己的感受，積極尋求解決的方法。
· 對外來的煩惱一笑置之。

✳ **花波情緒調整口訣** ✳

· 擔心或痛苦時，想要遠離他人而獨處。
· 表面上強顏歡笑，內心飽受折磨。
· 遇到問題時，為了要避免與他人爭執，或增加他人負擔，而獨自挑起責任，獨自面對、解決問題。
· 遭受困難或挫折時，會藉酒澆愁，或藉由其他藥品安撫情緒。
· 將憂慮隱藏在無憂無慮的面具下，內心受苦卻表現出喜悅。
· 喜歡以笑容、幽默、笑話來掩飾問題。
· 磨牙、咬指甲、拔頭髮、嗜食症。
· 自殺的傾向。

典型的龍芽草型的人樂於拔刀相助，爭吵會讓他們產生壓力，時常為了避免對峙的局面，他們願意讓步。而且往往用開玩笑代替怒氣，當他們面臨困難、煩惱的時候，總是會假裝不在乎，習慣用幽默打趣的方式，把煩惱隱藏在背後。這類人的人緣很好，就像是電影中出現在主角身邊的甘草人物或是好朋友。

這類型的人無法誠實地面對自己生命中的陰暗面，往往用虛假的歡樂來掩飾不安，長期下來便會累積許多的負面情緒，如此一來，更加容易藉由毒品或酒精來尋求刺激，幫助自己強顏歡笑。

其實，龍芽草型人對別人的煩惱是沒有太大的感覺，他們有一套自我的生活哲學。這類人的問題所在就是「不誠實」，他們的動機其實是出於想要強烈避開衝突——無論是內在或外在的衝突，設下虛偽的機制，讓自己變成帶著面具的人。

龍芽草的本質是一種絕望的情緒，這些人是不願意面對自己人生的真相，對自身的言行粉飾太平，以致於把自我弄得混淆迷思。

龍芽草單方花波使用時，可以發揮得很好，不過，若同樣運用在突發狀況的時候，例如當人們感到窘困、尷尬的時刻，它可以幫助恢復情緒，協助適應實際狀況的問題。或當人們一旦感覺自己不是呈現真實自我的時候，也可以使用龍芽草的花波。

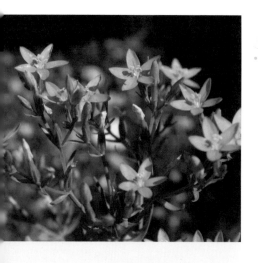

04 第四種情緒（心輪）
對他人想法與外界過於敏感

21
矢車菊 Centaury

矢車菊的問題點，在於給的太大方，甚至不恰當的付出，使他們做得也不開心。即使他們表現出來的情緒是喜悅，但只是偽裝自己，忽略內在的判斷而自欺欺人。

花波頻率特質

· 公平的對待任何人，顧及他人利益時，亦能兼顧自己的利益。

· 具有自我個性與自己主張。

✳ 花波情緒調整口訣 ✳

· 不由自主地想去幫助別人。

· 當別人要求協助時，必會盡力而為，使自己負擔過重。

· 盡全力照顧他人，忽略了自己。

· 膽小、容易被欺負。

· 仁慈、安靜、溫柔。

· 渴望服務他人、被過度壓榨。

· 不好意思謝絕別人的請求，沒有智慧說NO。

巴曲醫師說，矢車菊型是一群善良溫順、安靜的人。因為全心付出服務他人，往往透支自己的精力，雖然如此，服務的熱切仍會壓倒自己的理智，變得像個奴僕般伺候外人，屢屢做出超乎能力的工作。他們樂此不疲的犧牲奉獻，繼而忽略掉自己獨特的人生使命。

矢車菊跟白楊的共同點，在於他們都是跟隨者，對自己的人生目標失於關切。

矢車菊的人往往在無我跟利我行為中掙扎，這種疑惑觸發他們的痛苦。雖說是心悅誠服的奉獻，可是承受的壓力太大，所以矢車菊跟白楊都是情緒中最「敏感」的代表。他們的利他精神，很容易變成社會的典範，只要投入團隊合作，就會發光發熱。所以當矢車菊的人，面臨要被迫讓步的時候，花波可以協助他們找回真實的自己，幫助其達成人生目標。

"

矢車菊跟白楊的共同點，在於他們都是跟隨者，對自己的人生目標失於關切。

"

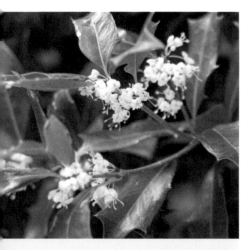

✳ *04* 第四種情緒（心輪）
對他人想法與外界過於敏感

22
冬青 Holly

冬青花波保護我們免於受外在事物的干擾，同時可以調整內在的糾結，讓我們輕鬆融入這個世界。

花波頻率特質

· 心胸廣闊，親切謙卑。

· 以愛征服一切。

✳ 花波情緒調整口訣 ✳

· 缺乏真愛、常為小事發脾氣。

· 猜忌、嫉妒、不信任他人，害怕遭人設計。

· 不太能夠表達對他人的關懷或情感。

· 報復、憤怒、懷疑。

巴曲醫師說，冬青花波可協助被嫉妒、羨慕、復仇、猜疑的想法佔據心頭的人。針對各種不同的憤怒，冬青型的人不是真的被外界影響了自己的生活，而是因為他們無法打從心底快樂起來。

低潮的冬青是一種負面情緒的行為模式，其特徵是防衛性、煩躁、易怒、過度敏感、生氣、猜疑嫉妒、偏執、報復、仇恨……，乃至所有破壞式的行為，尤其是那些沒有預期的即刻爆發行為。冬青可作為短期速效的花波，它也是長期調整體質的花波。

冬青比較適合做複合花波。巴曲醫師認為，跟野燕麥並列為基礎花波的冬青，所處理的就是各種負面的攻擊性情緒，所以冬青是巴曲花波中，代表激進情緒的一種。

這類型的人縱使處於正面情緒的場合也很容易衝動，他們往往不會思考行動之後的後果。容易用肢體來壓制受害者，當憤怒獲得解放時，他們會感覺良好，但是周遭的人就受害了。有些冬青人恢復平靜之後，會自我反省，向受害人不停地道歉，但還是會再犯，而某些冬青的人發洩平靜之後，會再怪罪他人。

冬青人會受聲波影響，聆聽喜歡的音樂，使他們平靜下來。他們對光線、溫度也很敏感，所以冬青人對周遭的環境都保持著警惕心，易導致消化功能失調，也容易產生慢性過敏。其實冬青人心裡是充滿了愛，他們是愛的最好代言人，也是所有類型中最有創意的人。冬青人率真，他們不介意說了實話會壞事，因為衝動是他們的天性，冬青花波能夠化衝動為創新與成就的泉源。

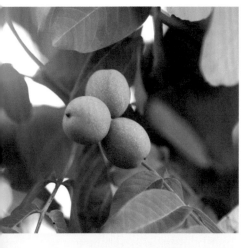

04 第四種情緒（心輪）
對他人想法與外界過於敏感

23
胡桃 Walnut

胡桃是多數人需要的花波，舉凡生理上的蛻
變，從出生、長牙到嬰兒期，乃自青少年時期
的各種成長階段，都可以參考應用，心情上的
過渡時期，也可以使用胡桃。

花波頻率特質

· 勇於接受改變。
· 提高判斷能力。
· 適應新環境。

✳ 花波情緒調整口訣 ✳

· 經常處於變動的狀態中，無安定感。
· 因舊思維、舊習慣、舊環境的牽絆，易
　喪失信心與意志。
· 難以接受新環境，如搬家、換工作、離
　家、離婚、初為人母、長牙期、青春期
　或更年期等。
· 縱使不斷改變，仍然無法真正跳脫過去
　的陰影。
· 無法適應環境。
· 面對人生主要變動關頭，需要別人的影
　響力來保護自己。

胡桃花波適用於對人生沒有明確目標的人，一旦自己全心全力想要貫徹實踐的時候，很容易受到熱心人士的慫恿，以致於脫離個人的理念跟目標。巴曲醫師認為胡桃花波可以讓他們免受外界的影響。

胡桃花波針對的是過度敏感的情緒，例如生命中陷入自我懷疑，導致應變能力瓦解時，胡桃可以幫助當事人度過生命中的困難階段。

胡桃型的特徵是很難設定目標，而且對周遭的人、事、物都太過敏感。他們的意志力薄弱，從面對甜點的誘惑，或是面對外面喧鬧的活動，都會影響到他們無法專心在工作上。所以，胡桃花波可以調整他們的情緒，助其生活重新步入軌道。

胡桃大部分只應用在突發狀況的時刻，假如面臨的狀況過長，那麼使用花波時間就要拉長。其實正向胡桃型的人，對未來持有開放的態度，而且能夠分辨外在善意的觀點；反之，負面型的胡桃人就無法判別這些問題。

"

胡桃型的特徵是很難設定目標，而且對周遭的人、事、物都太過敏感。

"

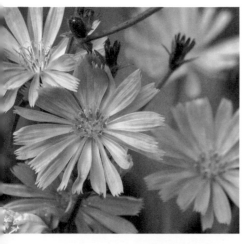

05 第五種情緒（喉輪）
對他人過度關心

24
菊苣 Chicory

菊苣人的行為舉止，會讓人覺得他是一個充滿愛的人。一個為愛付出，渴望幫助自己所愛，但是他們會藉由幫助所愛的人而控制對方。

花波頻率特質
· 給他人自由的愛與關懷。
· 無私無我的關心別人。

✳ 花波情緒調整口訣 ✳

· 經常為周遭的人打理一些大大小小的事。
· 渴望關愛過的人能夠回報。
· 佔有慾強，自我中心又愛控制他人，應用各種理由逼迫他人，以自己的行為方式操作。
· 強烈感覺自己被需要，並渴望家人與朋友都留在自己身邊。
· 過度保護、自私。
· 容易受傷、掉眼淚。

巴曲醫師說，菊苣型的人非常在意別人的需求，往往會對小孩、親人、朋友過度關心，同時也會時常糾正他們的行為舉止。菊苣人渴望照亮別人，好讓對方可以親近他們，所以很容易成為闖入成年孩子們生活裡的那種媽媽。

在日常生活中，覺得自己沒有得到想要的注意力，或是自艾自憐的時刻，可以使用菊苣花波。一旦想要在別人身上獲得慰藉，耗費別人的時間、精神和注意力，來讓自己好過的時候，也可以使用菊苣花波。

所以菊苣人無法讓自己的小孩獨立堅強，因為給出的愛是以控制跟自私為基礎，充滿負面高度破壞性的情緒表現。他們很容易利用別人的罪惡感跟同情心，好留住自己所愛的人，用愛別人來填補內心的空虛，就像龍芽草型的人會用酒精讓自己感覺完整。

所以，菊苣型跟楊柳型及野生酸蘋果型一樣，都是很難處理的類型。菊苣人深深相信自己是「愛的使者」，起心動念全都是出於愛。無論是單方或搭配其他的花波使用，菊苣型的人都需要長期使用菊苣花波，方能平衡自己的情緒。

"

菊苣人渴望照亮別人，好讓
對方可以親近他們，

"

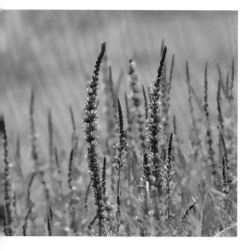

05 第五種情緒（喉輪）
對他人過度關心

25
馬鞭草 Vervain

誠實無私的馬鞭草型的人，喜歡用自身的魅力
引發革新運動，改變世界。所以正向的馬鞭草
型的人，樂於幫助別人實現理想。

花波頻率特質

- 待人不虛假，實事
  求是。
- 充滿智慧，了解自
  己的需求。
- 具有公平、正義之
  心。

✳ 花波情緒調整口訣 ✳

- 具有路見不平，拔刀相助的義氣，並為
  自己的理念極力說服他人。
- 思想狹隘、僵化，根據自己的理想來改
  造世界。
- 具有改變他人思想行為的狂熱。
- 過度熱心、為原則奮戰，以強烈手段維
  持公平與正義。
- 喜歡指揮他人，帶頭抗議。
- 對不公不義之事，反應非常強烈。
- 過度熱衷、對既定之原則與理念，仍然
  爭論不休。

巴曲醫師認為，馬鞭草人有著不能變通的原則跟想法，永遠自信地認為自己的信念是對的，且不願改變。他們會強烈希望周遭的一切都變成自己認知的樣貌；常常堅定不移地想要教導別人的信念；對抗疾病的時候，馬鞭草型的人也會努力抗爭很久。

馬鞭草人情緒高昂的注意力與生命力是向外散發的，他們的身體、腦袋跟精神都不容易停歇下來，是天生不安定又精力充沛的人。很容易堅持在某個特定的主題，無論是健康或政治性、道德性還是宗教性，他們喜歡和人分享自己的觀點，會把問題往外拋，企圖控制別人的意願。事實上，馬鞭草型的人深具魅力，而且非常有領袖氣質，所以是最好的政治家、演奏者、演員、歌手、舞者。

馬鞭草人極其自信，不會注意到自己是否會傷到別人，也看不見自己的語言引起的誤解。他們永遠處在積極狀態，都是做了再說，甚至對自己的狀態毫無自知。

這類型的人也有情緒崩潰的問題，特別是邁入中年後，是他們比較艱難的時刻。這個時段他們傾畢生精力投注的志業，若是沒有獲得大眾的認可，便很難熬過這道艱難的坎。馬鞭草型的人，喜歡學習任何適用於自己專業領域的新技術，而且容易患有免疫相關的小病小痛，這都是日常的壓力所造成的。

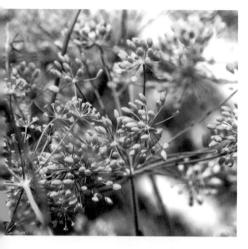

05 第五種情緒（喉輪）
對他人過度關心

26
葡萄 Vine

巴曲醫師說，葡萄型的人做事有程序且深具能力，他們始終有必勝的信念，並且深深相信自己做的，都是惠澤大眾的事情。

花波頻率特質

· 以愛心與諒解的心情，去領導周圍的人。

· 反應快，且判斷正確。

· 幫助別人找到人生的目標。

✽ 花波情緒調整口訣 ✽

· 極度渴望周圍的人，都能按照自己的想法行事。

· 強勢獨裁，常為自己或他人做決定，並負起責任。

· 能力強且具優越感，習慣性指揮別人，來完成自己的願望。

· 待人嚴苛且愛批評他人，不善溝通，只要求別人服從。

· 喜歡操控他人，行事作風十分獨裁、霸道。

· 非常強勢，且具主導性，掌控慾強。

葡萄型的人自信又固執,當他們下定決心做事的時候,內心是無比堅定的,所以很有破壞力,特別是那些阻礙了他們理想道路上前進的人。

葡萄人負面特質是內心會自我束縛,當發現別人違背他們的理想目標時,會動怒且具有潛在暴力,有時候,很難分辨葡萄型跟馬鞭草型的人,因為兩者都是自信且非常地跋扈專制。

他們做事挑剔,而且心胸狹窄,因為無法控制負面的情緒,所以對周遭的人都帶著懷疑的眼光;他們感覺的幸福,都只停留短暫時刻,很快又回到自己的人格特質,時常讓周圍的人感到緊張;他們喜歡講究規矩,當別人越界時,會予以懲治,所以一旦有上述的情形,葡萄花波可以協助整理自我的情緒。

葡萄花波正向特質是積極肯做事的公僕,他們會為愛他的人,及所愛的人而謙卑。巴曲醫師認為,承認自己情緒需要花波的協助是不容易,尤其是葡萄、柳樹、冬青這 3 種類型,從來都不認為自己需要花波。

"

喜歡講究規矩,當別人越界時,
他們會予以懲治。

"

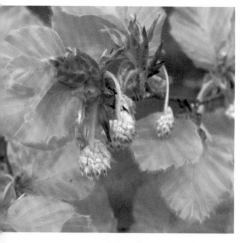

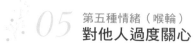

05 第五種情緒（喉輪）
對他人過度關心

27

山毛櫸 Beech

山毛櫸花波正面特質是真誠面對自我，因為他們常流於冷酷死板，一旦可以擁抱自己內心真正的聲音，他們會心甘情願承擔隨之而來的責任跟後果。

花波頻率特質

・發現世上更多美好事物。
・包容心。
・欣賞別人的優點。

✳ ────── 花波情緒調整口訣 ────── ✳

・以生氣來掩飾內心脆弱與不安。
・凡事都看不順眼，經常為他人的一些小習慣或行為，而造成自己的困擾。
・難以容忍他人的行為模式，而批評、挑剔和怪罪他人。
・愛批評、愛挑剔、苛刻。
・完美主義者，缺乏容忍力，缺乏同理心。

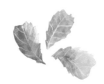

巴曲醫師說，山毛櫸花波是具有寬廣的心胸，柔軟、仁慈的特質，很容易接納世界萬物。而山毛櫸型的人看起來心胸開放、公平、公正，實際上內心是十足的批判，充滿成見。

大多數這種人，不僅維護自己支持的事物，同時也要求公平對待的權利。山毛櫸人的內心永遠在天人交戰，一方面投身於追求公眾福祉、真理及正義；另一方面，內心其實是無法接納，而且拒人於千里之外。

他們甚至無法接受自己，因此經常承受了情緒上的高壓。山毛櫸類型的人要面對真實的自我，才能讓自己下定決心改變，他們缺乏幽默感，性格強勢，而且喜歡支配他人，性格比較外向；他們非常重視規矩、規則，對子女採取嚴格的紀律教養。因為常用高標準來審視外界的事物，追求完美傑出，所以對於心中目標堅定不移。

正向的山毛櫸人，可以從心裡接納不同族群融合一起。因為他們了解，自己在自我整合的時候，也有多元的需求。最終，真心接受所有人的生存跟發展的權利。

"
山毛櫸類型的人要面對
真實的自我，才能讓自
己下定決心改變。

"

05 第五種情緒（喉輪）
對他人過度關心

28
岩泉水 Rock Water

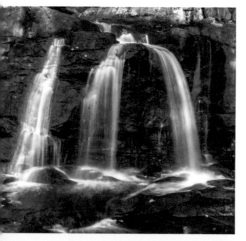

岩泉水型的人不只僵化，他們的行為，包括身體都是硬梆梆的樣子，容易多疑，面對想要追求成長的目標，不信任感反而帶來反效果。

花波頻率特質

· 思想崇高，但不會堅持己見。

· 學習寬待與包容心。

※ **花波情緒調整口訣** ※

· 一股強烈的使命感環繞著自己。

· 嚴謹遵守一些教條或與宗教有關的戒律，由於思想保守、僵化，生活了無生趣。

· 以身作則，樹立可讓他人學習的典範。

· 對於政治、宗教、信仰等，抱持強烈的改革意念。

· 因設定過高原則，並堅持這些原則，導致沒彈性。

· 對自己過度嚴苛。

巴曲醫師認為他們有嚴格的生活方式，會自我否決生活中的喜悅熱情，認為這是在干擾工作。這種人便是自我的岩泉水型，希望自己是優秀、強大且積極的人，並希望成為社會的典範。

岩泉水型的人是嚴厲的監督者，通常也是完美主義者，因為過度推崇傳統的特質，使美德扭曲變形。他們把遵守紀律，內化成自己鮮明的人格特質。

岩泉水型的人對自身的健康也很偏執，即使沒生病，也會一直覺得自己有問題。在情緒、心理跟精神上的固執，會讓身體產生僵硬困擾，常常苦於各種僵硬疼痛的症狀。一旦我們無法自拔地過於努力時，就要想起岩泉水；當過度嚴格控管飲食，或過度運動，對生活有種種強迫症的時候，岩泉水花波就非常有幫助。尤其適合準備考試的學生，幫助他們達到目標，跟生理上的需求平衡。

岩泉水型的人跟橡樹型的人很相像，其實都是優秀的花波型。不過，岩水型人的困擾是損害自己，別人或許會認為，他們無趣，有著殉道者的情操，卻不會認為他們有攻擊性，也不會受到脅迫。相反地，他們享受岩泉水人的敬業可靠，仰賴他們完成一些高目標的任務。所以岩泉水人通常被認為是和善的，因為他們希望自己是別人尊重的榜樣。岩泉水花波可以幫助他們過著輕鬆的生活，讓他們敞開心胸，接納新知，讓自己活得更充實。

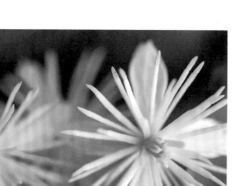

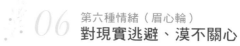

06 第六種情緒（眉心輪）
對現實逃避、漠不關心

29
鐵線蓮 Clematis

巴曲醫師說鐵線蓮的人，對事情總是心不在焉，日子過得渾渾噩噩，對生活失去動力、熱情。他們很容易對周遭的環境感到不滿意，喜歡活在幻想的未來。

花波頻率特質

・務實。
・思想集中，頭腦清晰。
・具有創造力，並能面對現實。

━━━━━━ ✳ 花波情緒調整口訣 ✳ ━━━━━━

・時常心不在焉，注意力也無法集中。
・無法活在當下，藉做白日夢或睡覺來逃避現實。
・漫無邊際的空想，或漫無目的閒逛，而樂在其中。
・過動兒、老人痴呆。

鐵線蓮人習慣逃離現實，把自己丟進白日夢裡，其實他們有著溫和友善的心，是一般人眼中的好人。可是，他們很容易對個人大小事情無感，常常從短暫片刻的神遊，進展到長期慢性的混沌狀態。自己也不知道如何擺脫這種困境，往往在腦袋裡編織著天馬行空的想像力。

鐵線蓮人幾乎有長期遲交、遲到的問題，他們時常低估任務所需要的時間，並高估自己的能耐，以為自己可以準時完成，所以計劃時常無力執行，這種時候，他們的臉上會呈現著茫然的神情。這種特性跟白楊型的人很像，都是對現實的認知薄弱、對時間無法掌握、不會準時繳交帳單，也不會準時回家。對伴侶來說，就像一個長不大的小孩。

其實鐵線蓮人具有前瞻眼光，他們是無可救藥的浪漫務實主義者。一旦情緒正常時，天馬行空的想像力，可以落諸實行，為組織帶來新的風貌，是社會上所謂的創新人士。

"

鐵線蓮人具有前瞻眼光，
他們是無可救藥的浪漫
務實主義者。

"

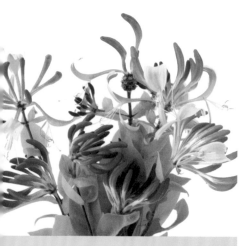

06 第六種情緒（眉心輪）
對現實逃避、漠不關心

30

忍冬 Honeysuckle

巴曲醫師說，忍冬的人活在過去，也就是喜歡沉浸在過去的快樂時光，或是對過去的追憶。總是停留在未實現的理想中懺悔，從來不期待自己可以過著開心的日子。

花波頻率特質

· 珍惜當下。
· 面對現實。

✳ 花波情緒調整口訣 ✳

· 經常回味過去，並希望能重溫舊夢。
· 經常回憶過去的傷痛。
· 沉湎過去美好回憶，念舊。
· 沉湎於過去的豐功偉業。
· 常常提起過去的某件事。
· 行為舉止不符合實際年齡。

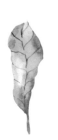

忍冬型的人，將過去珍藏著，並且拒絕改變，當他們對未來感到不安，又苦於現況的時候，很容易陷入回憶的避風港。

忍冬人一旦沒有方向，也會失去對未來的期盼，所以不容易有生活興奮的時刻，因此巴曲醫師將忍冬歸類在「冷漠」的情緒分類。

忍冬人跟鐵線蓮人一樣對生活漠不關心、不喜歡活在當下，時常要隱遁到自己的幻想世界中。忍冬人越是逃避現實，對周遭的人事物就越感到麻木。小小的挫折不會一次性破壞了情緒，往往是遭遇到巨大的創傷，才會讓他們失落挫敗，而開始對生活感到冷感。

忍冬人的負面特質是當事人對自己的處境感到不滿，需要長期使用忍冬花波。對日子的惶恐不安，活得如行屍走肉般的僵化，因此也傷害自己的未來發展，而且影響生活的正常運作，對人生中應有的喜悅感受，就會全面性地被抹煞。

忍冬人的問題是認為生命中最美好的部分已經過去，看不到生活的未來跟希望。其實，他們是非常好相處的人。在眾多花波當中，和忍冬搭配最好的花波就是水菫跟菊苣，這 3 種花波的課題都跟「失去的愛」有關，特別是針對當下感到悲傷的人。忍冬和水菫都適合協助正面臨重大病痛，且獨自面對哀傷的人。但水菫型的人不會對過去緊抓不放，而忍冬卻極為重視過去。這 2 種花波可以互相搭配，特別是應用在刻骨銘心的傷痛情緒。

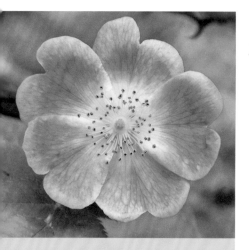

06 第六種情緒（眉心輪）
對現實逃避、漠不關心

31
野玫瑰 Wild Rose

在巴曲醫師的定義裡面，野玫瑰是最典型的冷漠人格，他們永遠順從命運，安靜頑固地接受人生的安排，不求努力、沒有動力，是最難調整的對象。

花波頻率特質

· 重新燃起對生命的
　熱情。
· 以清楚的知覺，代
　替冷漠的態度。
· 快樂享受人生。

✳ 花波情緒調整口訣 ✳

· 對生命感到消極認命。
· 聽天由命，過一天算一天
· 對生活感到枯燥乏味。
· 懶惰、被動、認命。
· 看似接受一切，其實是放棄現況。
· 重度憂鬱、默默忍受，什麼話都不說。
· 逆來順受、默默承擔不喜歡的人或事。

巴曲醫師認為，野玫瑰型的人逆來順受，會委屈自己，並且不想付出太多心力來改變，對任何的外在屈辱、痛苦，都照單全收，俯首稱臣。他們的負面情緒通常源自慢性疾病，或是婚姻相處的痛苦，所以野玫瑰一般被認定用來長期調整體質的花波。

其實，野玫瑰也適合短期使用於突發狀況：一旦我們湧上放棄的念頭，尤其是對自己有害的事情，面臨讓步的時刻，野玫瑰會讓我們掌握住自己的本心。一般人在變成野玫瑰狀態的時候，都是面臨著各種挫折，經過日積月累的堆積，情緒猶如陷入龍捲風裡。

柳樹和野玫瑰都相信宿命論，也同樣的負面消極，想要恢復他們的生命力是很困難的一件事。使用野玫瑰花波，可以讓當事人湧起奮鬥的動力，使他們能夠好好審視自己的生活目標，看到生命中可變的契機。

"

野玫瑰花波，可以讓當事人
湧起奮鬥的動力。

"

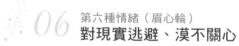

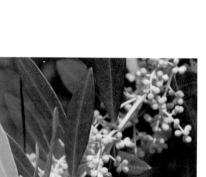

06 第六種情緒（眉心輪）
對現實逃避、漠不關心

32
橄欖 Olive

巴曲醫師說，橄欖型的人總是覺得被身體或心理上的問題，折磨得身心俱疲，他們認為人生是辛苦的重擔，日子過得沒有樂趣可言，所以不會有生活目標。

花波頻率特質

· 堅守信念，確保心境開朗祥和。

· 面對困難，必能克服之決心。

✽ **花波情緒調整口訣** ✽

· 身體或心理的創傷，稍微活動就覺得精神不濟。

· 思想混亂，無論做任何事情均感到力不從心。

· 長期身心過勞、注意力難以集中，甚至無法完成任何事情。

· 感到身心疲累，過度疲勞。

· 總覺得事情做不完。

· 脾、胃、腸功能不佳。

橄欖的關鍵字就是疲憊、精疲力盡，所以橄欖需要跟其他花波共同使用。它也是所有花波中，少數可以針對心理、生理的問題，能夠處理疲憊帶給身體的後遺症，譬如慢性疲勞、因不良飲食造成的虛弱，或是心血管的問題等。橄欖花波使用的情況都涉及力氣的過度耗損，所以有助於平復過度使用身體的慢性傷害，同時也有助於舒緩慢性的肩痛、背痛、膝蓋跟踝關節的損傷，特別是反覆產生的疼痛。

橄欖不只是處理長期的疲勞，也適用於短暫的情緒撫慰，而且不侷限在生病的人身上，對照顧者也很有幫助。橄欖、野玫瑰、芥子花這幾種都被巴曲醫師用來處理「冷漠」，都被歸屬在情緒分類。

橄欖型的人在低潮狀態時最外顯，很容易把自己力氣透支到一點都不剩，正面橄欖型的人其實做事非常靈活、有彈性，他們有能力改變周遭的環境，適當的使用花波，可以掌握住生命中的能量流動。

"

橄欖不只是處理長期的疲勞，
也適用於短暫的情緒撫慰。

"

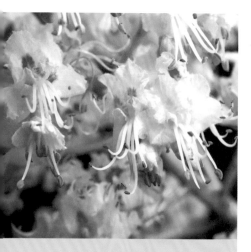

✳06 第六種情緒（眉心輪）
對現實逃避、漠不關心

33
白栗 White Chestnut

巴曲醫師認為，白栗型的人無法控制自己腦中的思緒，所以腦海裡面時常湧起擔憂掛慮的念頭，以致於無法安心工作。

花波頻率特質

· 思想平衡、頭腦清晰、內心和諧。
· 幫助停止心理對話式的漩渦，回復內心的平靜。
· 具有決策能力。

✳ 花波情緒調整口訣 ✳

· 揮之不去的念頭盤旋在腦海中，注意力無法集中。
· 常常胡思亂想，難以入眠。
· 強迫性人格，滿腦子憂慮，無法體驗人生的樂趣。
· 經常被不悅思想困擾。
· 成見與擔憂。
· 頭痛、失眠、腦神經衰弱、精神官能症。

白栗人常常把意識保持在活躍的狀態，他們常常藉由高度專注的工作來保持注意力，也會透過大量的運動讓自己頭腦安靜下來。

白栗人很容易罹患睡眠障礙，有些會變成工作狂，讓工作消耗自己的體力，所以他們的思緒都停留在工作上。因此放下這個概念，對白栗人非常重要，他們是無法自我放鬆的人，有時會藉由酒精跟藥物來逃避生活。白栗跟鐵線蓮就是天平的兩端，事實上鐵線蓮跟白栗的特質是屬於理智型的人，他們是頭腦主導，不是率性的人。一旦產生無法控制混亂的念頭，適合學習瑜珈、靜坐，幫助自己靜心。

白栗花波可以用來調整精神上的強迫狀態，幾乎可以搭配每一種巴曲花波，效果都不錯。

"

白栗人很容易罹患睡眠障礙，
他們的思緒都停留在工作上。

"

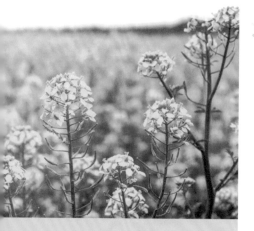

06 第六種情緒（眉心輪）
對現實逃避、漠不關心

34
芥子花 Mustard

芥子花是巴曲醫師專門用來處理憂鬱的花波，從突發的抑鬱，或情緒低落，到長期的憂鬱狀態都適合。

花波頻率特質

· 心境開朗、平穩、愉快。
· 以和平、喜悅的心，面對憂鬱。

✳ **花波情緒調整口訣** ✳

· 莫名其妙的悲傷，突如其來湧上心頭，猶如烏雲籠罩般感覺人生了無樂趣。
· 起伏不定的沮喪。
· 突然而來的憂鬱。
· 想不起任何快樂的事。

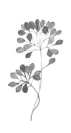

巴曲醫師認為芥子花型的人，時常產生憂鬱，甚至感到絕望，心裡總是籠罩著冰冷的烏雲，看不到生命中的陽光跟喜悅，這種憂鬱跟絕望，說不出原因也解釋不清楚。芥子花人的憂鬱，強烈沈重到無法好好生活，因為憂鬱的情緒總是阻斷跟生活的連結，干擾著感知與判斷力，讓他們和外面的世界築起一道高牆。

因為負面情緒干擾，導致心緒失衡。如果當事人開始感覺不想上班或上課，對生活周遭始終提不起勁，只想要默默獨處，這便是情緒失衡的徵兆。

因為憂鬱會嚴重干擾情緒，一旦感覺自我躁鬱與不安的時候，芥子花的花波有助於調整情緒的平衡。

芥子花人若對生活周遭始終提不起勁，只想要默默獨處，便是情緒失衡的徵兆。

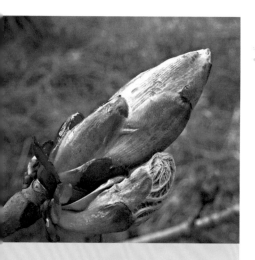

06 第六種情緒（眉心輪）
對現實逃避、漠不關心

35

栗苞 Chestnut Bud

大部分的人面臨生活的過程中，不免要經歷挫折來學習成長，但是巴曲醫師認為栗苞這種類型，需要多次學習才能學會這門功課。

花波頻率特質
· 從經驗中學習。
· 敏銳洞察力。

✳ 花波情緒調整口訣 ✳

· 重覆經歷一些曾使自己受傷害的事物。
· 一遍又一遍地檢視已完成的事物。
· 無法從失敗中學習到寶貴的經驗，老是犯同樣的錯誤。
· 不懂察言觀色。
· 記憶力不好、忘東忘西、十分健忘。
· 缺乏學習心。
· 計劃一大堆，執行力差，終究一事無成。

栗苞是在生活上被自我行為模式跟念頭捆綁的人，容易擁有不良生活習慣，例如酗酒、抽菸等，深陷其中而無法自拔。栗苞人總是重複著同樣的行為，卻期望得到不一樣的結果。

他們生性執著又有強迫症，白栗人具有強迫性思考，但栗苞人卻是有強迫式的行為，例如走路上班堅持固定的路線、餐廳用餐喜歡坐固定的位置，他們的生活被這些習慣包覆著。其實栗苞人的個性溫和、性情開朗，不會對他人造成危害，只是容易沉迷在自己的習慣跟行為中，因此限制了自己奮發的能力，栗苞花波可以鬆綁自我禁錮的行為模式。

栗苞人的生活沒有動力，喜歡選擇短暫的享樂，往往讓親友擔心他們的身體健康狀況。栗苞花波可以調整這些注意力不足，或是補強情緒狀態。一旦自己不想記住的事情，或是失控的時候，用栗苞來調整自己的飲食習慣，進而改變自己的生活。

"

栗苞人總是重複著同樣的
行為，卻期望得到不一樣
的結果。

"

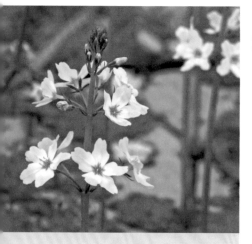

07 第七種情緒（頂輪）
寂寞、孤獨

36
水堇 Water Violet

巴曲醫師說水堇是給健康無恙，只是想自我獨處的人。水堇代表著一群安靜、行為不聲不響，沉默寡言、沒有聲音的人。

花波頻率特質

- 與人分享，是一種快樂的生活方式。
- 保持優雅自信，但不會讓人覺得傲慢。
- 凡事為別人著想，發揮才華、服務人群、提拔後進。

✳ 花波情緒調整口訣 ✳

- 孤傲冷漠、無法與人親近、自戀狂。
- 明哲保身，以免捲入是非之中。
- 自視甚高、自我克制力強、喜歡獨來獨往。
- 不會向別人訴苦，也不會與人爭論，更不喜歡接受別人的關懷。
- 注重隱私、習於獨處，讓人覺得有距離感。
- 肩頸痠痛、僵直性脊椎炎。

他們孤僻、離群索居，像個獨行俠。巴曲醫師把水堇跟
其他孤獨型的花波放在一起，而水堇是最適合調整哀
傷、憂鬱的花波。對於因為哀傷而停止聯繫外界的人，
水堇是最好的參考花波。

水堇人生活上追求獨立，並且適應自己的孤獨。他們不
喜歡成為別人的負擔，不管是健康、財務或情緒上，會
和外界自動築起高牆，所以跟別人保持點頭之交；要求
生活一絲不苟，飲食簡單均衡，不喜歡有強烈的感官刺
激。

水堇人喜歡研究哲學或宗教，他們會把注意力轉向學
術、藝術、美術、古典音樂或歌劇，喜歡把感情寄託在
偉大的藝術作品上，所以巴曲醫師認為水堇是情感上最
孤寂的一型。

水堇人講究居家的品質，他們對住家風格陳設非常重
視，而且住家一定要分出公共空間跟私人領域，所以水
堇人的負面情緒，常保持在拘謹的狀態，因此容易患有
慢性關節僵硬、僵直性脊椎炎的毛病。

驕傲，也是水堇的人生課題，因為不善與人親近，所以
容易留下孤僻的印象，事實上在呆板的表象之下，他們
是孤寂的。只要調整得當，水堇人會默默的在背後付
出，而且很樂意為大眾奉獻自我，同時具有得天獨厚的
能力，可以跟眾人打成一片。

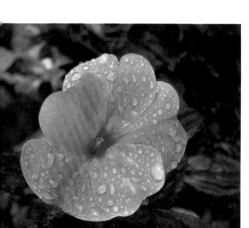

*07 第七種情緒（頂輪）
寂寞、孤獨

37
鳳仙花 Impatiens

鳳仙花永遠都覺得別人的時間走太慢了，他們停不下自己的腳步，因此感到無聊、煩悶且暴躁易怒。

花波頻率特質

· 冷靜、耐心、凡事忍耐、放下執著。
· 理解力佳，且能立即抓住主題，或是立刻做出決定。
· 直覺力強、反應力快、辦事能力佳。

✳ 花波情緒調整口訣 ✳

· 無緣無故大發脾氣，但來得快，去得也快。
· 做事或說話都是急驚風，很難與人共事，缺乏團隊精神。
· 動作、吃飯、說話的速度很快。
· 願單獨完成一件事，也不希望做事效率不彰的人礙手礙腳。
· 思想及行動敏捷，對慢動作的人感到不耐煩。
· 過於緊張、沒耐心。
· 神經過敏、皮膚不好、消化不良、急躁、失眠、多夢。

巴曲醫師說，鳳仙花是希望事情能準時達成，生病的時候急著想要趕快康復，跟慢動作的人在一起，他們無法保持耐心，喜歡用自己的速度完成每件事。

鳳仙花人喜歡迅速行動，若是被迫放慢速度就覺得十分活受罪。

鳳仙花型的人，一旦面臨別人速度無法趕上，就會挑剔批評，急躁讓他們很容易出言無狀。因為鳳仙花的本性，屬於自由自在、無拘無束，所以他們認為個人的自由至上，喜歡自我囚禁在孤獨的狀態裡，對於人際關係不免有所抵觸，睡眠障礙也是問題之一，因為頭腦一直停不下來，又比別人機敏，很容易產生強烈的挫折感。又容易對自我批評感到失落，他們會把自己埋在書堆裡，或是網路上，鳳仙花人的睡眠障礙，容易罹患高血壓。

所以鳳仙花的花波適用於急性疼痛、肌肉痠痛，或是慢性的肌肉僵硬。鳳仙花型的人適合按摩、針灸、瑜珈、舞蹈等，也可以幫助他們放鬆平衡。鳳仙花是最好的鎮痛花波，可以調整放鬆突發性的疼痛。

"

鳳仙花人喜歡迅速行動，
若是被迫放慢速度，就
覺得十分活受罪。

"

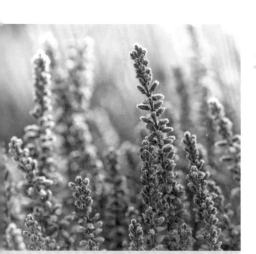

07 第七種情緒（頂輪）
寂寞、孤獨

38
石楠 Heather

巴曲醫師說石楠型的人，一直在尋找親密的伴侶，他們覺得大小事都需要找人討論，不喜歡孤單。

花波頻率特質

· 關懷所有的人。
· 樂於助人、傾聽別人的心聲。

―――✳ 花波情緒調整口訣 ✳―――

· 希望有人能傾聽自己的心事。
· 對自己的問題總是小題大作。
· 在談論一些話題時，不希望別人打斷他們的話。
· 過度關心自己的問題，主要動機是想獲得他人的關心。
· 整日喋喋不休討論自己的事情。
· 忽視別人的存在，對別人的問題漠不關心。
· 對自我過於關注，害怕獨處。

石楠人會積極尋求別人的認同跟關注，他們起心動念都
是以自己的需求為出發點，而且只顧及自己，不在乎是
否干擾了別人，也忽略了別人的感受。他們對外界的關
愛，永遠都不覺得滿足，一直想要把愛的資源，掌握在
自己的手裡，之所以會產生這樣的情緒，源於這些人都
有不快樂的過去，跟不圓融的人際關係。

許多石楠型人渴望著真愛和穩定的親子關係，但是既強
勢又愚蠢的行為，常常將真愛推得更遠。這時，他們往
往藉著酗酒釋放自己，也希望吸引親友的關注，反而讓
自己身陷危險的關係。這種人容易發生一夜情，他們的
天真、幼稚，造就他們的孤獨悲傷，因為人際關係處理
不當，以致於陷入寂寞的深淵。

石楠型的人有一部分是因為早年缺乏父母的認同、失去
關愛，或是感情停滯在過去的時間點裡。所以，當他們
發現所愛的對象要脫離他，或猜疑自己可能被拋棄，這
時候就會採取自我沉溺的感情控制模式。

他們喜歡被關注，喜歡肢體的接觸跟寵愛，容易恢復到
幼時的狀態，情緒上的起伏，讓他們變得愚蠢，經過長
時間的孤寂之後，變得憤世嫉俗，所以這種人用石楠花
波，可以調整情緒，重啟生命的意義。

"

石楠人會積極尋求別人的
認同跟關注。

"

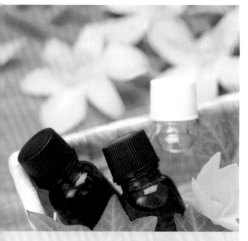

08 複方花波

39
急救花波 Rescue Remedy

巴曲醫師所研發的急救花波是鳳仙花（Impatiens）、櫻桃李（Cherry Plum）、鐵線蓮（Clematis）、岩薔薇（Rock Rose）、聖星百合（Star of Bethlehem）等5種花波調配而成。

花波頻率特質
· 平衡情緒。
· 鎮靜安神。
· 回歸和諧。

✱ 花波情緒調整口訣 ✱

· 極度不安。
· 重大壓力。
· 深層絕望。
· 驚慌失措。
· 失去意識。
· 意外事件（車禍、外遇、流產、往生）。
· 緊急狀況（手術前、看牙醫、上台前、考試前）。

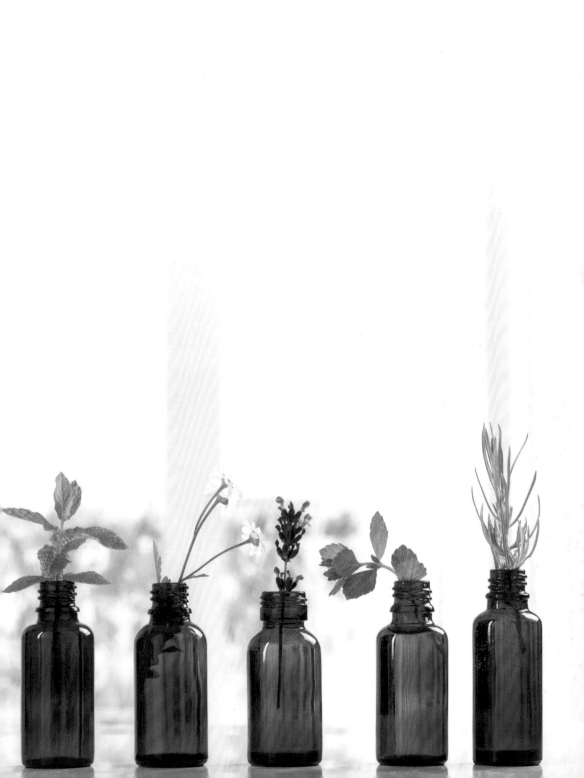

Gorse
Hornbeam
Wild Oat
Agrimony
Centaury
Holly

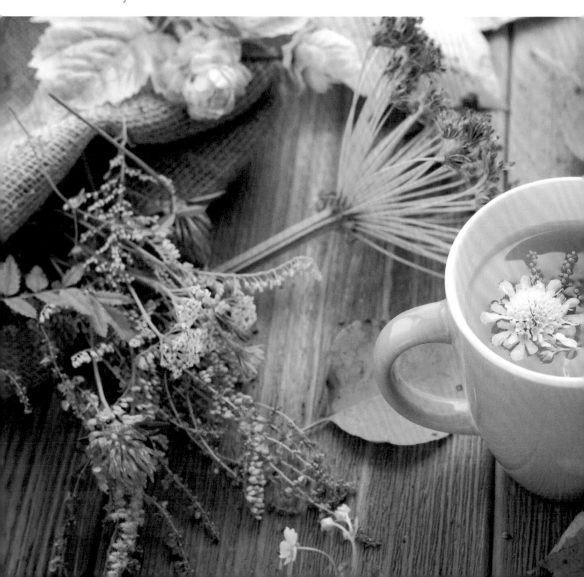

chapter 4

花波力量，
趕走壞情緒！

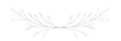

精準開立花波，必須熟練身心靈諮
詢技巧。巴曲花波應用在日常生活
上，可改善人際關係、親子關係、
夫妻關係。

成人使用花波時間，大約 2 個星期
就可以獲得改善，平均 2 個月左右，
才能達到顯著的效果。

成長性的談話
身心靈諮詢技巧

4-1

身心靈諮詢

在身心靈諮詢過程中，面對年紀較小，或語言表達有困難的孩子，可藉由遊戲、繪畫投射其內心世界；對於成人或具有語言溝通能力的兒童、青少年或家長均可應用諮詢技巧解決問題。諮詢師與個案之間，如果建立良好的互動關係，並充分掌握諮詢情境，必能妥善運用諮詢技巧。

🌿 適當的諮詢情境，緩和個案心情

1、環境

諮詢地點必須安靜、清潔、整齊。桌上不要擺他人資料，不想讓個案知道的資料也要收好。座位安排以圓桌或小沙發最佳（兩人平坐），方桌以兩人座位成 90 度為宜。個案不要面對強光，更不要面對門窗，以免分心。

2、時間

晤談時間大約 45 分鐘為宜（30 至 60 分鐘），兩人分開諮詢時，需相隔 5 至 10 分鐘休息。填寫表格、儀器檢測或心理測驗，如需超過 10 分鐘以上時，得另安排時間。

3、諮詢師的角色扮演

全心投入諮詢情境，以同理心建立雙方的信賴，全程流露出真誠、尊重、接納、傾聽，千萬不要一面晤談、一

諮詢地點必須安靜、清潔、整齊。桌上不要擺他人資料，不想讓個案知道的資料也要收好。

面整理資料。如需錄音或錄影，先徵求個案同意，否則得秘密進行。

🌿 諮詢技巧──同理心「引話」，而非「訓話」

1、多說「我覺得」，少說「你應該」

「老師覺得你最好在 6 點以前把作業寫完，就可以安心看卡通了。」

「媽媽覺得妳穿長裙比較漂亮！」

2、少說「為什麼」

「為什麼」常常帶有責備的意味。

3、「單一問句」比「多重問句」好

若使用多重問句詢問：「是爸爸還是媽媽打你？」個案回答：「不是爸爸，也不是媽媽。」這時，還得進一步問：「那麼，到底是誰打了你？」不如直接以單一問句詢問：「是誰打你？」

4、「開放式問句」比「封閉式問句」好

「有什麼感覺？」比「是不是？」更能讓個案暢所欲言，表達內心的感受。

封閉式問句：「你喜歡白雪公主，是不是？」此時，答案就只會有「是」或「不是」。

開放式問句：「看完白雪公主的故事，你有什麼感覺？」

個案便可以回答想法：「白雪公主很可愛，天天和 7 個小矮人快樂地生活在一起，最後愛上白馬王子，我真的好想成為美麗的白雪公主，住在森林裡……。」

建立良好互動關係，並充分掌握諮詢情境，必能妥善運用諮詢技巧。

在諮詢的時候，切忌疲勞轟炸式發問，應用同理心「引話」，而非「訓話」。

發問時機——正確問問題，才有好答案

1、聽不清楚或不了解時

「對不起，我聽不太清楚，請再說一遍。」

2、個案有茫然的表情或答非所問時

「對不起，我說得太快了，我剛才是說……。」

3、諮詢師想了解更多的問題時

「聖誕老公公說你很乖，要送你一樣禮物，你最想要什麼呢？」

4、幫助個案整理思緒

「弟弟常常破壞你的東西，所以你的意思是……。」

「男友劈腿之後，妳就積極公開參加任何社交活動……。」

5、當個案說不下去時，幫他繼續說

「我們可以談談學校的功課……。」

發生臨時狀況，如何解決？

1、當個案沉默時，不要逼他繼續說下去

對個案說：「沒關係，可以慢慢說。」讓他冷靜沈默約 30 至 60 秒之後，再運用上列的發問技巧，讓個案繼續說下去。

個案沉默時，讓他冷靜後，再運用諮詢技巧發問。

2、個案情緒失控時，先給予安慰，再運用引導技巧或轉移話題

「這件事聽起來的確令人傷心，如果發生在我身上，我也一樣會很難過。」

3、個案心生抗拒時，諮詢師要明白告訴他自己對他的尊重與接納

「我尊重你的沈默，我也明白你的感受，如果你能多告訴我一些，我們便能更進一步討論。」

🌿 晤談前中後，諮詢師的反應與引導

1、以個案為中心（多用於諮詢的前半段）

傾聽：
以點頭、微笑、皺眉、拍肩、摸頭，來表達你的認同與支持。

接納：
「我了解」、「嗯！」、「讓我們一起討論……。」來表達你的接納。

澄清：
「你的意思是自己比較喜歡彈鋼琴，而不喜歡拉小提琴嗎？」釐清個案想要說的話。

覆述：
重複重要的一句話或最後一句話，表示你有認真、傾聽。

探究：

為了深入了解個案，無可避免地詢問較為隱私的問題，但也得避免追根究柢，引起個案的反感。

反映：

將個案的感情與態度，用語言表達出來。

「已經來這裡那麼多次，一點進步也沒有？」

「你的意思是，我光聽你說，並沒有真正解決你的問題？」當個案提出反映時，便可以利用言語，提出真正的問題所在。

說明：

告訴個案不明白，但需要知道的事。

「為什麼我的數學總是考不及格？」

「你曾經向我說，你不喜歡背九九乘法，只會加減法，不會乘法，當然會考不及格。」

2、以諮詢師為中心（多用於諮詢後半段）

了解個案的問題之後，諮詢師便可以給予建議（Suggestion）、保證（Assurance）、鼓勵（Encouragement）、忠告（Advice）、勸善（Moralizing）、說服（Urging）。

3、權威的引導（應用於特殊狀況）

以諮詢師的權威，向個案表示不贊成之意，通常使用批評、反對、反駁、諷刺、激將、威脅、命令等方法。不過，這種方式不要輕易使用，以免影響雙方的互動關係。

全心投入諮詢情境，以同理心建立雙方的信賴。

晤談的起始與終結

1、諮詢的起始

初次見面，以親切的口吻寒暄，內容以個案感興趣的話題為主，但不宜過長。

2、晤談的終結

以禮貌性做終結──

「謝謝你來，今天我們就談到這裡。」

以結論做終結──

「今天我們討論許多妳和男友的事，希望不久的將來，你們可以順利結婚。」

以時間做終結──

「時間差不多了，我們就談到這裡。」

以擬定計劃做終結──

「改善你做功課拖拖拉拉的行為，我們在此共同製定行為矯正表，表現好就打○，表現不好就打✕。」

以表達感受做終結──

「你那麼疼愛弟弟，相信媽媽一定會感受到！」

以摘要做終結──

「今天我們討論重點有 3 點：第一，每天睡前背九九乘法；第二，上課時多發問，讓老師注意到你是認真學習的孩子；第三，下課時多陪阿珠玩，增加彼此的感情。」

諮詢是成長性的談話，而不是一般的對話，秉著「客觀分析、主觀判斷」的原則，再從生理、心理、社會等三方面加以探討，同時掌握到關鍵人物與關鍵點，並妥善運用諮詢技巧。

花波急診室
解開負面情緒，
立即性的諮詢師

4-2

花波諮詢師

🌱 夜半驚魂的嬰兒

小英自呱呱落地至今，已經 2 個月大，卻每每在深夜 2 點左右時，就會死勁地嚎啕大哭，臉色也因為哭嚎而由紅變紫，沒有一天間斷，讓小英的父母備感困擾，不僅每天都顯得疲憊，看到她哭得這麼傷心，也感到特別心疼。

儘管每天帶著小英求醫，然而，小兒科醫師、中醫師都束手無策，最後只好求神收驚，卻也只能讓她安靜 3 個夜晚，導致媽媽長期失眠，竟然罹患了自律神經失調，經醫師轉介後，前往本中心進行花波療法，希望可以讓母女安穩地度過夜晚。

經過專業花波諮詢師評估後，幫小英與她的媽媽各自開立了花波配方：

⊙ **小英的花波配方**：岩薔薇、白楊、野生酸蘋果、胡桃
⊙ **媽媽的花波配方**：自律平衡複合花波

小英使用 5 天的花波之後，竟然夜夜都能夠安安靜靜地睡覺；2 個星期之後，媽媽的自律神經失調也改善許多，再次到醫院看診時，醫師也宣布停藥。

儘管每天帶著小英求醫，然而，小兒科醫師、中醫師都束手無策，導致媽媽長期失眠，竟然罹患了自律神經失調……。

小小獨行俠

就讀幼稚園中班的小珍從來不跟小朋友玩在一起，回家也不跟鄰居小朋友打招呼，行為也我行我素，不遵守交通號誌。經常在上課時，不顧老師正在教課，直接起身在教室裡跳起舞來。

小珍有一個特別奇怪的行為——她會時時刻刻抱著一條小毛巾，每當她碰到任何挫折時，就會開始咬毛巾。然而，小珍卻彈得一手好琴，寫得一手好字，只要自己喜歡做的事情，都會非常有效率，吃飯快、說話快、走路也快。

面對這種個案，經過專業花波諮詢師詢問之後，幫她開立了以下配方：

⊙**小珍的花波配方**：鳳仙花、菊苣、龍芽草、水堇

使用花波 4 個多月之後，小珍漸漸和小朋友開始交往，也會和小朋友分享玩具了，不再一個人形單影隻地走在幼兒園裡。

> 當個案提出反映時，便可以運用言語技巧，提出真正的問題所在。

緘默的小帥哥

華華就讀小學二年級，爸爸是公務人員，媽媽是家庭主婦，有一個哥哥和一個妹妹，和家中的成員都相處得非常好，乍看之下，華華就是一名普通的小學生。

但他在學校的時候，可以整天不跟老師和同學說一句話，全部用手勢和動作來表達自己的意思。然而，進出校門時，他卻會校門口的警衛打招呼，並交談幾句。經過身心科醫師的診斷後，確診華華罹患了選擇性緘默症。

⊙ **小華的花波配方：** 聖星百合、鐵線蓮、栗苞、龍膽、水蕨

華華使用花波一個多月之後，他開始主動和鄰坐的小朋友打招呼，甚至上課時也會主動發問，和老師的互動也變得非常良好。

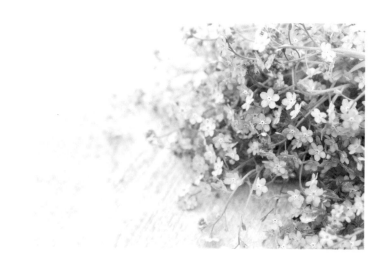

🌿 留級生變模範生

美美是某個大企業的獨生女，打從小學至國中的課業，
父母都請最優秀的家教為她補習，但好像都沒什麼效
果。在家教的指導下，小學時成績平平，但到了國中之
後，成績就變得越來越差，父母不知如何是好，家教也
拿她沒輒。

明明家教在考試之前，已經幫美美複習過了，可是隔天
考試還是答不出來。當學校老師通知家長美美即將面臨
留級時，著急的媽媽含著淚，帶著美美去大型醫院做
IQ 檢查，IQ 結果顯示為 91（中等）。在重視大自然療
法的心理治療師建議之下，開始進行花波療法。

⊙ **美美的花波配方：鐵線蓮、白栗、栗苞、龍膽、水蕨、**
　落葉松、榆樹

美美使用花波 2 個月之後，功課漸漸地進步，6 個月之
後成績躍居全班前 3 名，爸媽和家教都感到十分欣慰。
由於美美能歌善舞，人緣又好，朋友們都很欣賞她的才
華，終於被選為班上的模範生。

> 運用花波療法，讓罹患選擇性緘默症
> 的人打開心門，改善人際互動關係。

🌿 叛逆王子

寒風刺骨的公園裡，人來人往個個都穿著厚重的外套，只有小狗子袒胸露臂在公園裡大搖大擺地晃來晃去。他既不做運動，也不跳土風舞，好像紳士一樣不斷地和陌生人打招呼，恨不得所有人的目光都投射在他背上刺的那條龍。

15 歲的小狗子自幼父母離異，由外婆撫養長大，小學的時候是位成績優秀且乖巧的孩子，但一進國中課業突然一落千丈，開始加入幫派，脾氣變得暴躁，常常偷外婆的錢，喜歡飆車，盡做一些危險的活動，刺在背上的那條龍，代表著他對龍虎幫的歸屬感與自我肯定，足以證明其內在的自我迷失與認同危機。

⊙ 小狗子的花波配方：櫻桃李、馬鞭草、葡萄、冬青

小狗子使用花波短短 3 個月後，他的情緒漸漸穩定，與外婆的關係也開始修復，彼此之間的情感越來越緊密，學校的課業也逐漸進步。外婆和老師皆認為這一切的改變，都是花波的功勞。

人的一生有 2 個反抗期，第一個反抗期在 3 歲的時候，屬身體的反抗；第二個反抗期在 12 歲至 18 歲左右，屬心理的反抗（精神斷奶）。生理革命與心理革命過程中，適度的叛逆或反抗父母、長輩、老師都是自然現象，但如果家長、老師過度壓抑或處理不當，容易讓孩子產生認同危機，與異常的叛逆行為。此時，家長、老師秉持同理心和耐心和孩子好好溝通，才能陪伴孩子度過風濤駭浪的反抗期。

🌿 注意力不集中的高中生

就讀高中的阿寶，無論讀書或做事都是一副心不在焉的樣子，出門不是忘了帶鑰匙就是忘了穿襪子，更離譜的是走路也老是跌倒。學校的心理輔導老師用心諮詢，特別為他做了注意力測驗，確認是注意力不集中症候群。

於是，媽媽特別陪阿寶去心理衛生中心做注意力訓練，3個月後確實有一些改善，後來友人推薦結合花波療法必定可以改善更快。由於阿寶沒有過動現象，只是單純的注意力不集中，經詳細諮詢評估之後，再度確認是注意力不集中症候群。

⊙阿寶的花波配方：鳳仙花、鐵線蓮、白栗、忍冬、橡樹、聖星百合

2個半月之後，阿寶的注意力漸漸集中，功課也越來越好，走路也比之前不會跌倒，爸媽非常開心，阿寶更開心。

如果阿寶有過動現象的話，那就會被診斷為「注意力不集中過動症候群」，花波療法對這種症候群也非常有效。根據許多醫學文獻報告，巴曲醫師研發的急救花波，對注意力不集中過動症候群的效果非常好。

根據醫學文獻報告，急救花波能夠改善注意力不集中症候群。

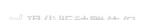

現代版神雕俠侶

某大學校園裡，有一對人人稱羨的班對，男生長得帥，女生長得美，這一對情侶喜歡參加社團活動，人際關係也非常好。但兩人私下相處的時候，老是吵吵鬧鬧，在同學面前恰似一對神雕俠侶，單獨約會的時候，就好比一對歡喜冤家，但為了顧及面子，兩人交往3年都沒有分手。

有一次在「如何抓住另一半的心」演講當中，得知花波療法的威力，兩人均報名了國際花精網路學院「巴曲花波心生活」的課程，學習一段時間之後，純純和阿志互相幫對方開立花波。

因為阿志覺得純純很會管且愛碎念，晚一點見面必定連環Call，不僅常常評斷阿志的所作所為，習慣性積極說服且指揮阿志做任何事，其實純純很愛阿志，只要一天見不到，就會擔心他是不是發生意外而坐立不安。

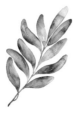

⊙**純純的花波配方**：石楠、菊苣、山毛櫸、馬鞭草、紅栗

由於純純覺得阿志表面上幽默風趣，但骨子裡頭非常傳統，大男人主義又霸道，做事一板一眼，企圖心很強又是個工作狂。

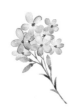

⊙**阿志的花波配方**：龍芽草、葡萄、岩泉水、橡樹

這對歡喜冤家因為兩人都上網學習花波，互相鼓勵使用花波，不久之後純純變得很溫柔，常常讚美阿志。而阿志也變得很浪漫，常常傾聽純純的心事，巴曲花波讓這對歡喜冤家變成名副其實的神雕俠侶。

❧ 失眠憂鬱好痛苦

阿惠雖然年近 70 歲，但因為保養得宜，看起來非常年輕。她每天定期運動、跳土風舞，喜歡遊山玩水，成群兒女都有歸宿，生活愜意，過著貴婦般的生活。唯一美中不足的地方就是數十年來失眠、憂鬱纏身，常常會不由自主地放聲大哭。

經身心靈諮詢分析顯示：聰明能幹的阿惠常常憶起童年擺地攤的辛苦，更不甘心自小家境貧困無法接受高等教育，長期的懊惱、悔恨牢牢纏著她。經精神科醫師診斷為自律神經失調、憂鬱、血清素濃度異常，雖服用 20 多年的藥物，不僅無法痊癒，記憶力也越來越差。

⊙**阿惠的花波配方：救援花波、舒緩壓力花波、寧靜好眠花波等複合花波**

大約半年的時間，終於改善了長期失眠，且天天好心情。

> 使用花波改善自律神經失調引起的憂鬱纏身。

🐝 極度黏人的吉娃娃

11 個月大的吉娃娃皮皮出生不久，右臉腫瘤增生，約 2 個手指頭直徑的大小，頭頂上也長一個直徑凹凸不平、約手指頭大的腫瘤，經切片檢查為上皮腫瘤，令皮皮不時感到胸悶、憂鬱。

皮皮個性膽小、焦慮、很黏主人，缺乏安全感，常逼迫自己做達不到目標的事。由於皮皮自幼被棄養，成長過程中充滿著恐懼，一有機會就牢牢纏住主人。長期活在恐懼當中，造成腎臟的負擔與體內毒素。

⊙ 皮皮的花波配方：岩薔薇、溝酸醬、菊苣、龍膽、橡樹、冬青、聖星百合

經過一個多月，皮皮的腫瘤縮小，恐懼情緒漸漸舒緩，能夠泰然面對任何事件，遇見困境也不放棄，最明顯的狀況是比較不常黏在主人的身邊了。

> 疾病纏身的寵物，亦能使用花波改善病痛。

觀察平日與寵物的相處行為，為它挑選合適的花波。

衝動易怒，攻擊性強的高巴弟

9 歲的雪納瑞「高巴弟」長了骨刺，已經很久沒有打預防針了，曾經因膀胱結石開過 2 次刀。這次因為腸病毒來到動物醫院打針、注射營養點滴，希望可以消炎、止吐、止瀉。

雪納瑞「高巴弟」具有攻擊性、容易動怒，心中充滿了憤怒、憎恨、煩惱等負能量，肌肉也僵直緊繃。

⊙**高巴弟的花波配方**：岩泉水、水菫、冬青、落葉松、馬鞭草、白栗

2 個星期之後，雪納瑞「高巴弟」情緒變得較為平和、不易動怒，也能夠和其他寵物和睦相處。

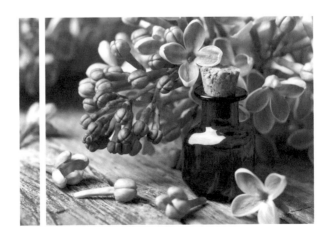

罹患憂鬱又血尿的波斯貓

4 歲多的波斯貓咪咪，3 歲時曾經泌尿道阻塞，最後做變性手術（人工尿道造口）才痊癒。

最近解尿有疼痛感，排尿全是血且尿多膿，食慾不振、白血球高、腎指數高。平日雖然很乖，但當要餵藥時，卻不配合，只能靠點滴與打消炎針，並服用銀離子。咪咪住院期間呈憤恨、焦慮、沮喪、憂鬱的情緒。

⊙**咪咪的花波配方**：首先使用救援花波一個星期之後，
　再使用岩薔薇、冬青、溝酸醬、荊豆、龍膽、紅栗

咪咪的情緒變得穩定，血尿也好了，終於順利出院。

一般寵物使用花波後，短時間內就能獲得改善，且有顯著效果。

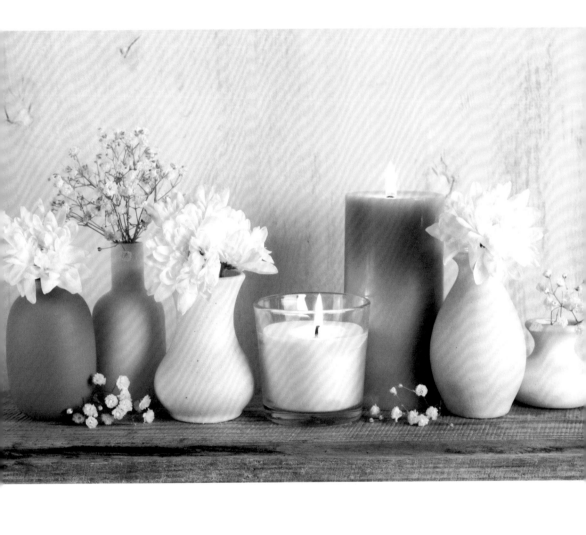

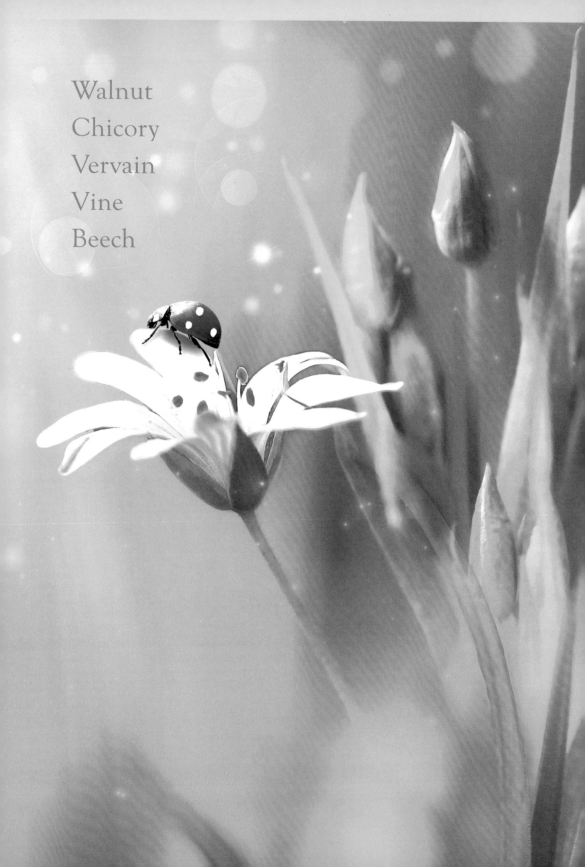

Walnut
Chicory
Vervain
Vine
Beech

任何人都可以
使用的花波療法

身體健康與否，不只在於有沒有症
狀表現，真正的健康應該是注重身
心靈全面性的平衡協調。

透過花波頻率調整情緒並舒緩壓
力，協助接納自己的情緒，平衡磁
場，在各種壓力不斷累積的現代生
活中，不啻為一種心靈解藥！

你的情緒生病了嗎？
巴曲情緒檢測表

5-1

檢測表

姓名：_____

（可用小名，僅作代表辨識之用）

性別：□男　□女

出生年月日：西元 _____ 年 _____ 月 _____ 日

測評日期：西元 _____ 年 _____ 月 _____ 日

本問卷作為有關情緒之相關研究；其根據英國巴曲醫師的人格理論，以及 7 大心理狀況所擬定的情緒檢測表，將您認知中的狀況分為總是出現、經常出現、有時候出現、幾乎沒有出現等 4 段進行評估，請在適當的空格打「✓」。

4 段評估當中，以「總是」優先開立花波，其次是「經常」、「有時候」。

根據英國巴曲醫師的人格理論，以及 7 大心理狀況，擬定出情緒檢測表。

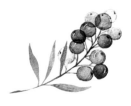

	總是	經常	有時候	幾乎沒有
1、過於重視細節，對某些人事物有不潔淨或不恥的感覺，為一點小事就感到焦慮不安。（野生酸蘋果）	☐	☐	☐	☐
2、責任感重，覺得工作老是做不完，因擔心自己做不好而充滿失落感、沮喪。（榆樹）	☐	☐	☐	☐
3、自信心不足，經常認為他人的表現總是比自己好，而放棄嘗試的機會。（落葉松）	☐	☐	☐	☐
4、自責、愛道歉、罪惡感、自虐，經常認為別人的錯都是自己造成的。（松樹）	☐	☐	☐	☐
5、深受生活重擔或絕望沮喪的情緒所苦，並已經達到忍無可忍的地步。（甜栗）	☐	☐	☐	☐
6、承擔所有責任，直到體力耗竭的工作狂，只問成功與否，而不在乎任何挑戰。（橡樹）	☐	☐	☐	☐
7、過去的意外事件、傷害或手術對今日健康造成極大的影響，而產生憂傷與痛苦的後遺症。（聖星百合）	☐	☐	☐	☐
8、自怨自艾、怨天尤人，總覺得老天不公平，而內心充滿悲憤與憎恨。（柳樹）	☐	☐	☐	☐
9、莫名的恐懼、緊張，經常感到焦慮不安，但又不知如何去面對解決。（白楊）	☐	☐	☐	☐
10、有暴力、自殺的傾向，擔心情緒失控，造成自己或他人的傷害。（櫻桃李）	☐	☐	☐	☐

11、怕窮、怕痛、怕蟑螂、怕老師，對特定事物感到害怕 □ □ □ □
或害羞，日常生活中很容易受到驚嚇、膽小。
（溝酸醬）

12、過度擔心親友，害怕不幸的事會降臨這些人身上。 □ □ □ □
（紅栗）

13、極度的驚嚇或驚慌忙亂，完全不知所措。（岩薔薇）□ □ □ □

14、信心不足，容易被影響與誤導，即使已經確定自己的 □ □ □ □
需求，仍然會尋求他人意見。（水蕨）

15、猶豫不決而導致情緒起伏不定，陷入在兩者之中做抉 □ □ □ □
擇，而感到困擾不已。（線球草）

16、極度的消極、無奈、悲觀和絕望，面對困難或轉機時，□ □ □ □
會選擇放棄。（荊豆）

17、事情尚未發生就往壞處想，容易氣餒、悲觀，遇到挫 □ □ □ □
折容易沮喪、抑鬱。（龍膽）

18、滿腔抱負，因執行力差而一事無成，對未來沒有方向 □ □ □ □
感。（野燕麥）

19、早晨醒來時，有股不想上班的念頭或「假日後」症候 □ □ □ □
群，雖覺得疲憊提不起勁，但只要開始工作或喝杯咖
啡，精神就來了。（鵝耳櫪）

20、膽子小，不好意思謝絕別人的請求，不會說「NO」，□ □ □ □
而使自己的負擔過重，容易被欺負、被壓榨。
（矢車菊）

21、因舊思維、舊習慣的牽絆，無法適應環境，如搬家、 □ □ □ □
換工作、離婚、離家、懷孕、長牙期、青春期、更年
期等。（胡桃）

22、不信任他人，害怕遭人設計，過度的報復、憤怒、懷 □ □ □ □
　　疑、嫉妒。（冬青）

23、表面上強顏歡笑，內心飽受折磨，獨自挑起責任，獨 □ □ □ □
　　自面對問題。（龍芽草）

24、佔有慾強、自私，強烈感覺自己被需要，渴望關愛過 □ □ □ □
　　的人能回報自己，或留在自己身邊。（菊苣）

25、過度熱心，為原則奮戰，具有宗教或信仰的狂熱，並 □ □ □ □
　　極力說服、爭辯而企圖改變他人的思想、行為。
　　（馬鞭草）

26、強勢獨裁、喜歡操控他人，待人嚴苛、不善溝通、只 □ □ □ □
　　要求別人服從。（葡萄）

27、對政治、宗教、信仰理想等，抱持強烈改革意念，且 □ □ □ □
　　嚴謹遵守教條與戒律。（岩泉水）

28、凡事都看不順眼，為他人的一些小習慣或行為造成自 □ □ □ □
　　己的困擾，缺乏包容力、愛批評、愛挑剔。（山毛櫸）

29、無法從失敗中學習寶貴的經驗，老是犯同樣的錯誤。 □ □ □ □
　　（栗苞）

30、不活在當下，心不在焉、注意力無法集中、做白日夢， □ □ □ □
　　漫無邊際的空想。（鐵線蓮）

31、思鄉、懷舊，老是回味過去美好的事情，或回想不愉 □ □ □ □
　　快的事情而備感傷痛。（忍冬）

32、身心俱疲、思想混亂，無論做任何事都感到力不從 □ □ □ □
　　心。（橄欖）

33、揮之不去的念頭盤旋在腦海中，因注意力無法集中而 □ □ □ □
　　胡思亂想。（白栗）

34、突然而來的憂鬱、悲傷，猶如烏雲籠罩般，感覺人生
　　了無樂趣。（芥子花）　　　　　　　□　□　□　□

35、懶惰、被動，對生命感到消極認命，對生活感到枯燥
　　乏味。（野玫瑰）　　　　　　　　　□　□　□　□

36、沒耐心、動作快、吃飯快、說話也很快，無緣無故大
　　發脾氣且容易被激怒。（鳳仙花）　□　□　□　□

37、想得到別人的關心，整日喋喋不休討論自己的事情，
　　希望有人傾聽自己的心事，害怕獨處。（石南）□ □ □ □

38、孤傲冷漠無法與人親近，不向別人訴苦也不會與人爭
　　論，喜歡獨來獨往。（水堇）　　　□　□　□　□

修行不是要得到什麼，而是要丟掉什麼。

現代生活的心靈解藥
身心系列花波

5-2

情緒在人體的健康扮演著重要角色，西元 1930 年，來自英國的愛德華‧巴曲醫師（Dr. Edward Bach）就已經運用花波能量，來解除人們因恐懼、焦慮、嫉妒、冷漠、憎恨、自大和急性子等各種負面情緒，所引起的身體不適症狀。

花波頻率，接納自己的情緒

根據巴曲醫師的醫學研究指出，絕大部分的生理問題，幾乎來自於情緒反應，除了選擇適合的醫療技術外，也要盡力消除人格情緒的缺失，因為身心靈的健康終究來自我們內心的平衡。

身體健康與否，不只在於有沒有症狀表現，真正的健康應該是注重身心靈全面性的平衡協調。

透過花波頻率調整情緒並舒緩壓力，協助接納自己的情緒，平衡磁場，在各種壓力不斷累積的現代生活中，不啻為心靈的解藥！

⊙和諧開運花波：

水菫、菊苣、山毛櫸、龍芽草、冬青、紅栗
適用對象：改善人際關係、親子關係；改善夫妻關係、婆媳關係；改善對人事物的挑剔眼光；改善對親人朋友的過度依賴。

巴曲醫師的醫學研究指出，絕大部分的生理問題，幾乎來自於情緒反應。

⊙專注挑戰花波：

鐵線蓮、落葉松、龍膽、栗苞、溝酸醬

適用對象：學生考試期間增加自信及專注力；上班族面
對業務挑戰時，需要補充信心，背負決策成敗時，需要
增加勇氣、增強自信來面對未來。

⊙光明人生花波：

龍膽、芥子花、甜栗、野玫瑰、柳樹、荊豆

適用對象：莫名憂鬱、心頭一片烏雲，陷入沮喪、感到
沒有希望者；意志消沉提不起勁者；身陷困境（生理／
心理）嚴重苦惱者。協助他們走出憂鬱症陰霾，調整悲
觀、消極、認命等情緒。

⊙寧靜好眠花波：

鳳仙花、白楊、白栗、馬鞭草、龍芽草

適用對象：入睡不易或睡眠品質不良、長期頭痛影響睡
眠者；腦神經衰弱、多夢者；身心緊繃不易放鬆，或長
期肩頸感覺僵硬者，易胡思亂想者。

花波
Wave Point

同類療法之父──哈尼曼（Samuel Hahnemann），
即深刻領悟到人類在草藥界及自然領域中，尋
求自然解藥的需求，天然草本原本就是上天安
排來紓解疾病的良方，不但能改善身體症狀，
更能提升心靈的能量。

⊙淨化花波：

胡桃、野生酸蘋果

適用對象：體質敏感者（遇喪事、探病後易感到不安）；
正在排毒者（因美容療程或服用食療加乘效果）；需長
期接觸身體或心靈磁場較差者。以此保護及淨化其身心
靈。

⊙救援花波：

岩薔薇、櫻桃李、鳳仙花、鐵線蓮、聖星百合

適用對象：情緒起伏過大時，易忽然地生氣、沮喪、害
怕、驚嚇者；身體忽然受傷需要修護，或昏迷失去意識
者。

⊙舒緩壓力花波：

馬鞭草、榆樹、龍膽、龍芽草、鵝耳櫪、橄欖

適用對象：因工作壓力過大而無法放鬆休息者；承擔過
大壓力，而身心勞累者。調適身心掏空無所適從，凡是
皆有莫名的無力感，改善活力能量低下、提不起勁的假
日後症候群。

⊙勇往直前花波：

矢車菊、水蕨、忍冬、松樹、線球草、野燕麥

適用對象：猶豫不決、優柔寡斷者；沒有智慧說「不」
的人；沒有具體目標與方向者。改善他們心中不知何去
何從之感，避免沉迷於過去自責中，使之未來可以勇往
直前。

在各種壓力不斷累積的現代生活中，巴曲花波不啻為心靈的解藥。

⊙關懷傾聽花波：

線球草、岩泉水、橡樹、山毛櫸、葡萄、龍芽草

適用對象：一板一眼、不浪漫者；對家人要求過於嚴苛、過於嚴肅、不苟言笑者；固執己見、不易溝通，無法接受別人意見的專制獨裁者。

⊙溫柔貼心花波：

菊苣、馬鞭草、紅栗、石楠、山毛櫸

適用對象：過度挑剔、用放大鏡看別人者；對家人過度依賴、關心者。強迫家人接受自己的愛和意見，嘮叨愛抱怨，常以愛之名行掌控之實。

⊙輔助戒癮花波：

龍芽草、落葉松、榆樹、岩薔薇、櫻桃李、橡樹

適用對象：戒酒、戒菸、戒毒、戒檳榔、熬夜時的輔助。

⊙寵物花波：

溝酸醬、龍芽草、櫻桃李、岩薔薇、鳳仙花、鐵線蓮、聖星百合

適用對象：當寵物激動咬人、躁動不安、驚慌恐懼、精神散漫、身心痛苦時可使用。

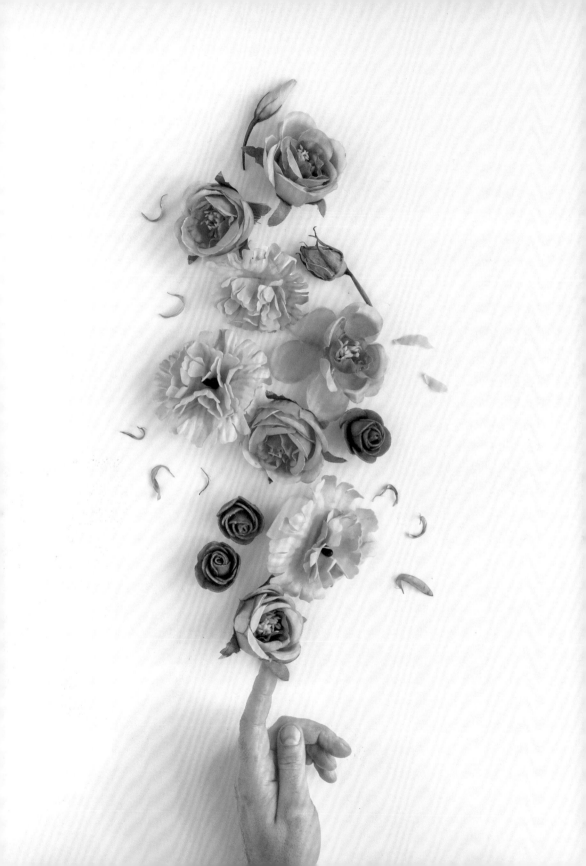

Rock Water

Clematis

Honeysuckle

Wild Rose

Olive

White Chestnut

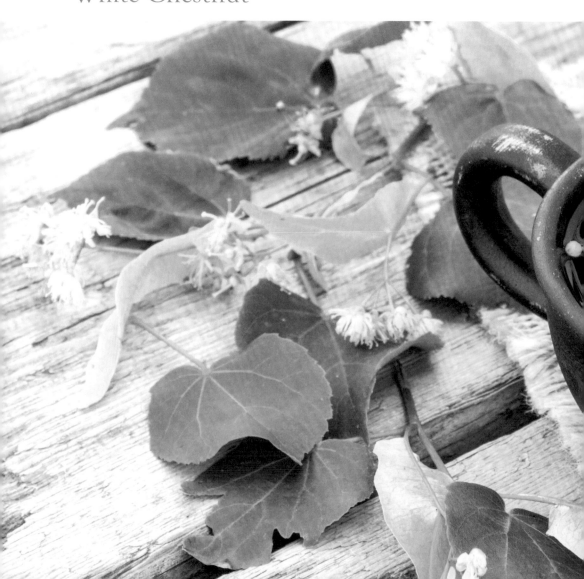

Chapter 6

我們的內心
都住著
「12 種人格」!

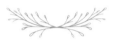

巴曲醫師研發 38 種花波之時,全
心投入有關人格理論研究。

在 1931 至 1938 年,巴曲醫師根據
人格類型理論,應用日曬法研發菊
苣、溝酸醬、龍芽草、線球草、鐵
線蓮、矢車菊、龍膽、馬鞭草、水
蕨、鳳仙花、岩薔薇、水菫等 12
種人格類型花波,又稱「原始花
波」。

內心的秘密
12 種人格檢測表

6-1

內在人格測驗

根據英國巴曲醫師的 12 個療育者花波，再搭配其他巴曲花波，獨家研發而成的 12 種內在人格配方。

每一個人內心都有這些人格，只是活躍程度不同，想知道自己的內在人格嗎？

只要了解你自己以及家人、親朋好友、同事、同學們的內在人格，就可以更精準的知道要如何跟他們相處，可以大幅改善人際關係。

內在人格線上測驗

花波
Wave Point

巴曲醫師根據人格類型理論，應用日曬法研發菊苣、溝酸醬、龍芽草、線球草、鐵線蓮、矢車菊、龍膽、馬鞭草、水蕨、鳳仙花、岩薔薇、水菫等 12 種人格類型花波，又稱「原始花波」。

	是	否
1、我通常做一個決定都要考慮很久。（猶豫人）	☐	☐
2、我會為生活瑣事猶豫不決，時常為了做選擇而感到困擾不已。（猶豫人）	☐	☐
3、我做事情容易失焦，注意力無法集中，經常鬼打牆。（猶豫人）	☐	☐
4、我的抗壓性低、無法承受生活壓力，遇到困難就會想逃避。（幻覺人）	☐	☐
5、我喜歡做白日夢，漫無邊際的空想。（幻覺人）	☐	☐
6、我有很多的計劃與想法，但是執行力差，終究一事無成。（幻覺人）	☐	☐
7、我容易在事情尚未發生就往壞處想，遇到挫折容易沮喪、放棄。（挖洞人）	☐	☐
8、我常覺得極度的悲觀和絕望，面對困難時容易選擇放棄。（挖洞人）	☐	☐
9、我對自己沒自信，經常懷疑自己，覺得自己不夠好。（挖洞人）	☐	☐
10、我是個急性子的人，動作快、吃飯快、說話也很快。（炸彈人）	☐	☐
11、我的脾氣不好，很容易為小事情發脾氣。（炸彈人）	☐	☐
12、我常常無緣無故大發脾氣，且容易被激怒，脾氣來得快、去得也快。（炸彈人）	☐	☐
13、我是別人眼中的英雄人物，經常會承擔許多的責任。（面具人）	☐	☐
14、我很重視形象，不示弱、不求援，喜歡一個人解決問題。（面具人）	☐	☐
15、我的責任感很重，經常承受巨大的壓力。（面具人）	☐	☐
16、我很容易杞人憂天，不敢嘗試新的事物。（恐懼人）	☐	☐
17、我很膽小，日常生活中很容易受到驚嚇，一點風吹草動都會讓我不安。（恐懼人）	☐	☐

18、容易恐懼、緊張，看完恐怖片後會害怕很久。（恐懼人） □ □

19、我喜歡獨來獨往，別人覺得我孤傲冷漠，不與人親近。 □ □
　　（高傲人）

20、我是一個工作狂，只問成功與否，不在乎任何挑戰。（高傲人） □ □

21、我常覺得自己很完美，偶爾有點自戀。（高傲人） □ □

22、我有過往傷痛留下來的後遺症，例如：恐水症、恐機症、恐 □ □
　　婚症、懼高症等。（創傷人）

23、我會突然的憂鬱、悲傷，猶如烏雲籠罩般，感覺人生了無樂趣。 □ □
　　（創傷人）

24、我曾經遭遇過心靈或身體上的重大打擊、創傷。（創傷人） □ □

25、我經常覺得別人的意見總是比較好。（善變人） □ □

26、即使確定了自己的想法，我仍然會尋求他人意見，想要得到 □ □
　　更多的認同。（善變人）

27、我很容易被別人影響，變來變去，沒有自己的立場。（善變人） □ □

28、我的自律性高，循規蹈矩，絕對不遲到。（標準人） □ □

29、只要對方的言行舉止不符合我的原則，就會想去改變他人的 □ □
　　思想與行為。（標準人）

30、我做事情態度嚴謹、一板一眼、按部就班。（標準人） □ □

31、我不喜歡自己一個人，喜歡找人陪伴。（黏黏人） □ □

32、我喜歡聽親朋好友以及同事的八卦消息。（黏黏人） □ □

33、我的佔有慾強，很渴望關愛的人能總是陪伴在自己身邊。 □ □
　　（黏黏人）

34、我經常逆來順受、默默承受不喜歡的人事物。（爛好人） □ □

35、不好意思拒絕別人的請求，無法說「NO」。（爛好人） □ □

36、不敢為自己說話，讓自己受委屈。（爛好人） □ □

再壓抑下去，有天會爆炸
人格系列花波

6-2

內在人格配方

根據人格心理學理論，人格（personality）的定義為：「個人於日常生活中所表現的行為特質與獨特個性。」

個人依此時此地（Here & Now）呈現不同的思想與行為，而這些表現具特有性與統合性，這就是所謂的「人格特質」（personality traits）。

巴曲醫師研發 38 種花波之時，全心投入有關人格理論研究，在 1931 至 1938 年，巴曲醫師根據人格類型理論，應用日曬法研發菊苣、溝酸醬、龍芽草、線球草、鐵線蓮、矢車菊、龍膽、馬鞭草、水蕨、鳳仙花、岩薔薇、水堇等 12 種人格類型花波，又稱「原始花波」。

12 型內在人格，是根據巴曲醫師的 12 種人格類型花波為主，再搭配其他花波獨家研發的人格配方。每個人內在都住著這 12 種人格，只是呈現出來的比例不同，讓我們一起來認識他們！

每個人呈現不同思想與行為，表現具特有性與統合性，就是所謂的「人格特質」。

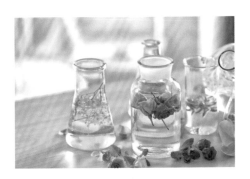

一點就爆炸的炸彈人

炸彈人的特質就是動作迅速，凡事講求效率，不管吃飯、說話、工作的速度都很快。做事積極、有強烈企圖心，是使命必達的要求者。對於無能或者動作慢的人超級沒耐心、不耐煩，會覺得他們礙手礙腳，認為自己來做比較快。

這種人格類型的人容易神經緊張、脾氣暴躁，經常為小事大發脾氣，且容易被激怒和情緒失控，所以情緒爆點很多。如果你不小心惹到他、踩到他的雷點，那就等著被丟炸彈吧！

人格優勢　思想敏捷、動作迅速、精力旺盛、積極，做事情非常有效率，對目標使命必達，有百分百的企圖心。

人格劣勢　焦慮、緊張、沒耐心、急躁、壞脾氣，容易跟別人起衝突，時常心情不好。無法理解與包容，總會認為別人都不夠好。

口頭禪　「快一點好不好！」、「你真的很煩耶！」、「講重點好不好！」、「氣死我了！」

鳳仙花 Impatiens

改善
方式

有時候炸彈人跑得太快，只顧著達成目標，卻沒有花時間好好體驗，和留意周圍的環境，少了對生活和身邊人事物的體驗與感受。下次情緒上來時，試著先停下來，站在對方的立場想一想，先去了解別人無法完成的原因，然後去理解與包容這一切的發生。

體諒，是炸彈人改變的關鍵，如果能夠成為一個可以體諒別人、不亂發脾氣，只會在適當時機抒發情緒，又有企圖心和行動力的炸彈人，做任何事情一定會成功！

體諒，是炸彈人改變的關鍵。
站在對方的立場想一想，去理解與包容這一切的發生。

挖洞給自己跳的挖洞人

挖洞人是一個事情尚未發生就往壞處想、容易氣餒，遇到挫折容易沮喪、憂鬱、悲觀的人。這種人格特質不能忍受一點挫折，沒有明確目標難以重新再站起來。喜歡挖洞給自己跳、自我放棄、習慣留在黑暗中自艾自憐。

因為長期的自卑感而嚴重缺乏自信，做事情時，總會懷疑自己能否成功；身體不舒服時，總會懷疑自己能否康復？即使達成任務了，總還是會覺得自己的表現不夠理想、不夠好。

人格優勢　待人處事謙虛、性情溫和、容易理解與同理對方。對事情比較能夠有不同面向的思考與周全的考量，不會衝動壞事、不強出頭，容易博得別人的同情與幫助。

人格劣勢　沒自信、思想負面、做事不積極、容易放棄、時常陷入情緒低潮。

口頭禪　「對不起，都是我的錯！」、「我就知道一定不會成功！」、「我怎麼這麼糟糕？」

龍膽 Gentian

改善方式

挖洞人形成的原因與長期被否定、不被認同有很大的關係，大多數的挖洞人都會藉由與身邊的人比較，來證明自己不夠好。很多的自我否定，都是來自於與親朋好友的「比較」，所造成的自我價值低落。

試著停止去滿足別人的期待，多看自己好的那一面，清楚知道自己要的是什麼，不要只是活在想要滿足別人期望的世界裡。

挖洞人和自我實現有很大的關聯，很多挖洞人都是因為沒有走在自己的興趣與天賦的道路上，因而產生強烈的自我厭惡感。找到自己的天賦，看見自己與眾不同的地方，勇敢活出真實的自我，從實現理想中去得到成就感，是挖洞人最好的處方。

> 試著停止去滿足別人的期待，
> 多去看自己好的那一面

目中無人的高傲人

高傲人總是活在自己的世界裡面，高高在上、目中無人、極度自信、自尊心強、自我感覺良好，並且是一個嚴重的自戀狂。那些通常會被朋友戲稱為女王、王子的人，內心很有可能都住著高傲人！

因為高傲人非常注重隱私、喜歡獨處且又自命清高，所以通常不喜歡交際應酬。他們喜歡獨來獨往，或者只喜歡跟自己認同的人相處交朋友。雖然高傲人外表看起來孤傲冷漠，讓人有距離感，感覺難以靠近，其實他們的內心熱情如火，只是很少人敢主動接近。對高傲人來說，只要你跟他夠熟識，並且被認同，他就會認定你是「領土」內的人，會對你非常照顧及保護。

人格優勢　自我感覺良好、自信十足、又愛面子，所以高傲人很難被挫折打敗，就算遇到再大的困難，無論如何都會想辦法解決與突破。外表看起來充滿自信、企圖心強、能力好，所以很容易被賦予重任，並且成為團隊裡面的領導者。

人格劣勢　因為自尊心強、目中無人、不愛交際，所以很難擁有知心好友，容易錯失生命中的際遇與機會。

口頭禪　「聽我的就對了！」、「照我說的做就對了！」、「不用說了，我都知道！」、「哼！怎麼可能？」

● 水菫 Water Violet

改善
方式

高傲人的外在形象呈現孤傲冷漠，其實是為了隱藏內心深處的不安全感，因為高傲人的內心其實是敏感、脆弱，且害怕受傷的。為了保護自己不被傷害，所以高傲人不喜歡主動與人太接近，他會用強勢的形象、自信及自尊把自己武裝起來，假裝不在乎，不讓自己有任何受傷的機會，所以只有在獨處的時候，才有機會鬆口氣，卸下武裝做自己。

高傲人要放開心勇敢去愛、接受愛，不要過度壓抑自己的情感。相信愛，讓愛的能量流動，用愛的溫暖，融化根深蒂固的自我防衛機制，如此才是改善內心深處不安全感的最佳方式。

你內心住著高傲人嗎？如果你現在心裡想著：「哼！這怎麼可能是我？」那麼你有極大的機率就是！

很難被挫折打敗，就算遇到再大的困難，會想盡辦法解決與突破。

就是要膩在一起的黏黏人

黏黏人有強烈的佔有慾、渴望被別人需要，渴望跟自己在乎的人膩在一起，渴望身邊總是有人陪伴。

黏黏人就像小孩子一樣，容易受傷、掉眼淚，善用軟性的操控把人留在自己身邊，喜歡撒嬌、裝無辜，非常黏人！他們擅長用表現可愛或脆弱的方式，引起別人的憐憫、疼惜之心，會主動去引發別人對弱小的關愛，是療育系的教主，而且也是高傲人的絕佳拍檔。只要黏黏人一撒嬌，外冷內熱的高傲人就會不由自主的卸下心房，想要去保護他、疼惜他，通常情侶如果是這種組合，就很難分開了。

人格優勢　因為他對身邊人的關心是全面性的，所以善於交際，很容易交到朋友，在人群中非常活躍。個性討喜又會撒嬌，容易親近與人相處，很適合做業務或公關等需要與人互動的工作。

人格劣勢　無法獨處，只要一個人的時候就會坐立難安，經常把自己的時間排得滿滿的，導致越來越不清楚自己要什麼。
過度需要別人的關注，造成別人的壓力與不耐煩，也會因為過度期待別人的關注而受傷，很容易把自己的價值寄託在別人身上，失去自己。

口頭禪　「人家……。」、「嗚嗚嗚……。」、「你都不理我……。」、「你是不是不在乎我了？」

菊苣　Chicory

改善
方式

學習和自己相處，從自己身上獲得愛，而不是期望從別人身上獲得愛。學習跟自己約會，甚至和自己說話，可以一個人去旅行，多創造與自己獨處的時間，寫日記也是一個不錯的方法。

總之，不要再把時間排得滿滿的，難得獨處，也不要一直玩手機或上網。

黏黏人的改變關鍵就是學習跟自己獨處、學會欣賞自己、愛自己，不要總是活在為了獲得愛而滿足別人的期待裡。

除了自己，沒有人會一輩子都不離開，人生的道路最終還是要自己一個人走，試著多黏自己一些吧！

> 學習跟自己獨處、學會欣賞自己、愛自己，不要為了獲得愛而滿足別人的期待裡。

步步皆驚心的恐懼人

恐懼人異常的膽小害怕，日常生活中很容易受驚嚇，什麼事情都會擔心受怕。因為怕表現不好，上台容易怯場；因為怕痛，所以不敢去打針；因為怕被拒絕，所以遇到喜歡的人不敢告白；因為怕黑，所以不敢關燈睡覺；因為怕未知的結果，所以不敢嘗試新的事物……。因為膽小，所以很容易產生恐懼的情緒，只要一點風吹草動也會擔心受怕，因此成為炸彈人喜歡欺負的對象之一。

這種人格的人，因為過於恐懼而容易神經緊張、焦躁不安，也容易失眠、做惡夢、恐慌、心悸，嚴重者也有可能產生幻覺、幻聽。尤其在看完恐怖片或經歷驚嚇之後，容易長時間陷入恐懼狀態，久久難以回復。

 對身邊的人、事、物非常敏感，心思敏銳、細膩，容易體驗生活發生的一切，有觀察力與覺察力，容易將心比心的去照顧別人。

人格劣勢　不論在工作、感情、生活上，過度的膽小害羞會導致錯失很多機會。容易產生莫名的緊張，心情無法平靜放鬆，身體容易僵硬緊繃。

口頭禪　「我不敢！」、「嚇死我了！」、「我怕……。」、「不要啦！」

溝酸醬　Mimulus

改善
方式

恐懼人的內心充滿不安，對周遭的環境過度緊張，充滿著恐懼，因此很容易受到驚嚇。頭腦裡面有太多害怕的想法是形成恐懼人的最大原因，其實這些恐懼的感覺和想法都不一定是真的。

想要有不同或更好的結果，就要做不同的事情；同樣的，做相同的事情，只會得到相同的結果，但是，恐懼人總是會因為恐懼、害怕，而不敢嘗試改變。下次當你發現自己的恐懼人出現時，試著先深吸一口氣，告訴自己只需要一瞬間的勇氣，也許就在那一時的衝動，會讓你的生命完全不同！

對周遭的環境過度緊張，充滿著恐懼，因此很容易受到驚嚇。

一板一眼的標準人

標準人喜歡用自己的標準，來說服或改變他人的想法。

如果你的想法或行為不符合他的標準，他就會企圖想要改變你，甚至批判你，因為他總是認為自己的標準才是對的。也因為標準人的標準太多，所以思想狹隘、固執、僵化，對身邊的人、事、物，甚至這個世界有很多的不滿與批判，總想根據自己的理想來改造所有的一切。

這種人格個性龜毛、有思想潔癖、凡事要求嚴苛、很多原則，是一個不折不扣的完美主義者。總是花很多時間去挑剔別人、吹毛求疵，時時刻刻都在用自己的標準來測量身邊的人、事、物，只要不符合自己的標準就會不開心、生氣。他們的標準不只是對別人，對自己也很嚴苛，常常會用高標準來要求自己，當自己做不到的時候，就會生自己的氣。

人格優勢 立場堅定，不容易被影響，可以很堅定地為自己的理念站住立場。做事嚴謹、不隨便，決定的事情就會貫徹到底。

人格劣勢 不近人情，容易得罪人，有時候會因為太堅持自己的想法，而錯過了更好的機會與可能性。過度掌控，容易讓對方感覺不自由而想逃走，很多父母教養小孩時就會變成標準人。

口頭禪 「不對！」、「你應該……。」、「你不應該……。」、「怎麼可以？」、「這樣不夠好！」

●── 馬鞭草 Vervain

改善
方式

這個世界沒有一定要遵循的規則，也沒有所謂的應該、不應該。
學習去尊重每個人的差異性、欣賞每個人的獨特性、包容每個人
的不完美、接受所有不符合自己標準所發生的一切。

在最終結果還沒有出現之前，沒有人能夠保證怎麼做會比較好，
所以何需執著任何標準或方法呢？學習用愛來包容自己，用愛來
柔軟自己緊繃的神經，學習用愛來欣賞這世界的美好。

春來草自生，請信任宇宙的自然運作定律。試著去相信，一切都
會有最好的安排；試著放下標準，讓自己活得開心、輕鬆、自在
一點吧！

「一切都好！」是每一個標準人可以去鍛鍊的口頭禪！

做事嚴謹、不隨便，決定的事
情就會貫徹到底。

活在陰暗的創傷人

創傷人容易恐慌，或是活在過去的陰影中而苦不堪言，經常會被莫名的憂鬱和突來的失落感襲擊，而想不起快樂的事情，也會經常做惡夢。

這種人格的形成通常來自遇到意外、創傷疾病、家人去世等人生重大打擊，或是因為這些令人恐慌或害怕的遭遇，而遺留下來的後遺症所苦，例如恐機症、恐水症等。

創傷人容易活在過去的重大打擊中走不出來，非常的陰暗消沉，有很強的負面感染力。只要他一出現，完全不用開口講話，只是默默坐在一旁，就會散發出令人窒息的沉重感，在附近的人容易被他的陰影籠罩，也開始變得心情低落。

人格優勢　比一般人經歷更多人生歷練，對生命有深刻的體驗，因此也容易能夠理解與同理別人的悲傷。若能夠善用自己的人生經歷，將能夠讓許多同樣遭受到人生劇變，或創傷的人得到安慰。

人格劣勢　長期的悲觀容易吸引負面能量，讓自己的生活更不順利，如果一直讓自己沉浸在負面思想與能量裡面，會永遠無法脫離出悲慘的人生命運。身邊的人也很容易因為感受到太多負面能量，漸漸疏遠離去。

口頭禪　「……。」

●── 岩薔薇 Rock Rose

改善
方式

創傷人的形成是來自過去所發生的重大打擊，因此，讓自己回想過去的事件，並且勇敢地再一次經歷和接受曾經發生的一切，是最重要的改變關鍵。通常這些創傷會深埋在潛意識當中，連自己都不願意想起，所以會建議尋找催眠師或心理諮詢師等專業人士，在安全的環境下，帶自己再一次去經歷這些創傷，並從過程中獲得改變關鍵。

正面的態度吸引正能量，反之亦然，能量是對等平衡的，因此，只要你所受的負能量一反轉，就會得到相對應的正能量。經歷過挫折、創傷的人只要突破關卡，會比一般人來得更堅強、更有機會去突破自己。很多白手起家的富豪都來自貧窮或悲慘的童年，因此，以前的創傷會成為生命的助力或阻力，端看你用什麼態度看待這些創傷了。

下次如果發現內心的創傷人跑出來了，試著用正面的角度和快樂的口氣，敘述一次悲慘的人生故事與經歷。當你可以笑看這些生命的創傷時，也許，你的人生劇本也就因此而跟著改變了。

長期悲觀容易吸引負面能量，讓自己生活更不順利。

逃避現實的幻覺人

幻覺人容易心不在焉、注意力很難集中，時常會漫無邊際的空想。無法活在當下，思緒容易沉浸在過去，不敢面對現況，嚴重的只能藉由做白日夢或睡覺來逃避現實。

很多幻覺人會活在自己過去的豐功偉業，或過去的快樂時光裡面，他們喜歡提自己風光的過去，卻不願意面對現實的狀況，總是會告訴別人自己很好。有很多想法，但都是把希望寄託在未來，不喜歡務實執行，所以再好的想法都很容易變得虛無縹緲、不切實際。

這種人格抗壓性低、容易疲倦、個性散漫、容易厭倦生活、無法承受生活壓力，遇到困難就會想逃避。早上起床時容易沒精神上班或上課，生活單調，時常會覺得人生無趣。為了逃避日常生活的倦怠感跟無力感，很常會東想西想一大堆計劃，卻總是拖延，遲遲不去執行，或是進行不順利的時候，就會找藉口中途放棄，到最後總是一事無成，無法為自己負責任。

人格優勢　有想像力、對未來有很多計劃跟願景，容易感染跟引發其他人。

人格劣勢　不切實際，只會說不去做，很難落實想法執行到底，久而久之容易失去別人的信任。

口頭禪　「我還沒準備好……。」、「相信我，下一次絕對不同……。」、「我覺得現在很好啊！」

鐵線蓮　Clematis

改善方式

有想法跟願景是非常好的，但是不要都只是「用想的」，要更「踏實」去做每一件事情，千萬不要好高騖遠，只等著做大事。小目標小贏，從完成小目標開始，慢慢累積小目標的成功結果，踏穩每一步，紮實的往前走，總有一天就會完成夢想中的大事了。如果翅膀還不夠茁壯，與其努力嘗試用小翅膀要一飛沖天，不如好好培養自己的翅膀，讓它們茁壯，等到翅膀長大的時候，就可以輕鬆地在天空中翱翔了！

「做就對了！」是改善幻覺人的關鍵，因為計劃永遠趕不上變化，別停在原地空想。想要有所不同、想要成功，唯有透過不斷地行動，並從行動當中學習成長，行得通就繼續做，行不通就馬上調整再試，如此邊做邊學、邊走邊調整，才有機會讓自己的生命往前進，突破幻覺。

> 活在過去的快樂時光裡面，把希望寄託在未來，不喜歡務實執行。

強顏歡笑的面具人

面具人表裡不一，是不折不扣的形象鬼，在外人面前都要表現的光鮮亮麗，只願意讓別人看到自己最好的一面。遇到困難的時候，表面上會強顏歡笑、故作堅強，為了面子不願意求援，就算內心飽受折磨，也會獨自扛起責任，一個人面對所有的問題。假裝自己很堅強，用笑容、幽默、故作輕鬆來掩飾內心的不安。

很容易因為承擔太多責任，而讓自己壓力太大。一旦遭受挫折，就很容易藉酒消愁，或用其他藥品安撫情緒，很容易上癮。因為他們無法將內心的壓力透露出來，給身邊的人知道，所以只好靠其他方式來紓解自己的情緒與壓力。

 人格優勢　在別人面前看起來一切都很好，容易得到別人的讚賞與信任。

人格劣勢　壓力指數最高的人格特質，要隨時保持形象，自己身心都飽受壓力，又不願意訴苦，無法舒壓。

口頭禪　「沒事。」、「我很好。」、「還好啊！」、「我可以的！」

●── 龍芽草 Agrimony

改善
方式

面具人的內心其實很膽小、很怕受到傷害、很怕自己得不到別人的認同，才會用這種方式來保護自己。他們用面具、形象把自己跟身邊的人、這個世界隔離，因為他們害怕一旦把心打開了、跟人太接近了，就會受到很多不符合自己期待而造成的傷害。因為害怕得不到別人的認同，所以他們才會如此拼命地做很多事情，想要證明自己的存在價值。

因此，改善面具人最重要的是，相信自己的價值。無論自己有做什麼或沒有做什麼、無論自己成功或失敗、無論自己美或不美，自己的價值都是獨一無二，都無法被取代。別人的認同，是別人的標準投射，與自己的價值無關，不要讓別人的價值觀影響自己對自己的認同。

真實做自己，不要太在乎別人的眼光，人一定會有脆弱的時候，不要一直硬撐，允許自己真情流露，讓別人有機會可以更靠近你。

試著去相信身邊的人，還有這個世界是安全的，讓自己放手、崩解看看，或許你會發現，當脫掉面具與盔甲之後，世界還是一樣地在運轉，生活還是一樣地在進行，但是，你卻可以活得更輕鬆自在一點。

優柔寡斷的猶豫人

猶豫人經常三心二意、優柔寡斷，常常因為無法做決定，搞得自己左右為難，導致情緒也時常起伏不定。只要遇到需要做決定的時候，不論大小事情都會想很久，連晚上要吃什麼、週末要去哪裡玩也可以猶豫半天，做完選擇後又會容易後悔，讓身邊的人無所適從。有趣的是，喜歡詢問別人，但是不管別人給的任何意見，最後的決定都還是會以自己的想法為主，常常因此而浪費時間。

思緒漫無目的、做事情容易失焦、注意力無法集中，浪費很多時間在鬼打牆般的自我拉扯。

人格優勢　思考周密，謹慎考量，會細細琢磨所有的可能性，不容易因為衝動的決定而錯失機會。

人格劣勢　大小事都猶豫不決，不論別人給出什麼意見，最後還是採用自己的決定，讓身邊的人不耐煩，浪費大家的時間。

口頭禪　「這個也好，那個也好……。」、「我要怎麼辦？」、「我再想想。」

───────────────────────────────● 線球草 Scleranthus

改善
方式

猶豫人會花那麼多時間自我拉扯，是因為內心底層對自己沒信心，明明有想法，但就是不敢相信那是最好的選擇。所以，改善猶豫人的關鍵是，信任自己的直覺、跟著心走，相信所有的決定都是當下最好的選擇。

順著生命之流走，遇到事情，單純地去做該做的事。

所以，學習放下腦袋，學習聆聽及信任自己內在的聲音，不需要別人來告訴你該怎麼做，你其實早就擁有了所有足以解決困難的能力了！

> 學習放下腦袋，學習聆聽及信任自己內在的聲音，

有求必應的爛好人

爛好人非常膽小，不好意思拒絕別人的要求、意志力薄弱、不敢為自己說話，因為害怕拒絕而不由自主的會想去幫助別人，容易被欺負、壓榨。又被稱為有求必應的「土地公先生」或「土地公小姐」，很常把別人的鳥事都攬在自己身上，表面上答應了，其實心裡很委屈、不開心。

這種人格的人不會說「NO」，很常讓自己受委屈，也不會為自己爭取權益，到最後只能聽天由命、逆來順受、默默承擔不喜歡的人、事、物，因此容易對生活感到消極。

人格優勢　脾氣好、個性溫和，又不具傷害性，很容易跟人相處，可以得到很多人的信任與託付。

人格劣勢　大部分時間都忙著別人的事情，很容易耽誤到自己真正想要做的事情。就算不開心、不喜歡也還是無法拒絕，容易陷入委屈、消極、沮喪、失志的情緒裡面。容易感覺人生無趣、失去生活的意義。

口頭禪　「OK！」、「沒問題。」、「沒關係，我來！」、「噢，好啊！」、「好啦！」

● 矢車菊 Centaury

改善
方式

想要做好人，藉此獲得別人的認同，是成為爛好人的最大原因，說到底是對自己沒自信，害怕因為拒絕別人而被討厭。自我價值低落、害怕自己沒有價值、害怕不被喜歡，所以總是會不自覺的想要為別人做很多事情來討好對方，同時也是為了證明自己是個會被需要、有價值的人。

然而真相是，當你幫助別人的出發點是因為想要證明自己，或是想要討好對方的時候，你就等於把自己交到別人手上，任人擺佈了，而且也很容易因為受害、委屈的心態，而無法發揮出自己全部的能力。

如此長期做一些自己不想做的事情，會讓你漸漸失去力量與熱情，因此想要重新建立自信心的第一步，就是要開始試著回絕你不想做的事情。畢竟，想要獲得別人的尊重與認同的前提，自己要先能夠尊重與認同自己的價值。

從勇敢的「Say No」開始，是時候拿回自己的力量了！

> 尊重與認同自己的價值，是獲得別人尊重與認同的前提。

專業牆頭草的善變人

善變人的想法總是變來變去，無法站住自己的立場，容易被身邊的人影響與誤導，是標準的「牆頭草」。即使是自己已經確定的事情，仍然會渴望得到他人的建議與肯定，常常重複問別人同樣的問題，非要得到自己想聽的答案才甘願停止。因為他們不想為自己的想法或決定負責任，所以會想盡辦法讓對方說出自己內心的想法或決定，才能夠讓別人為這些的想法或決定負責任。

善變人也很愛放馬後炮，當結果不如自己預期，或是當有人質疑的時候，他們會把責任都推給別人，例如：「都是 XXX 說這樣做比較好，所以我才會這麼做的！」、「我也不知道啊，是 XXX 建議我這麼做的！」總之，無論發生什麼事情，都是因為別人的建議或影響，跟自己無關。因此，善變人也會時常懷疑自己的判斷能力，明明覺得不對勁，但還是被牽著鼻子走，總覺得每一個建議都很好。

善變人擅長改變自己去適應環境，因為缺乏明確立場與定位，所以很容易因為不同的環境影響，而改變自己的想法，到最後很容易迷失自己，不曉得自己到底是誰，也不曉得自己到底要什麼。

人格優勢　很開放，願意傾聽多方意見，有適當平衡的善變人是最好的「喬事」高手，能夠綜合大家的意見，找到中間的解決之道。溫和、有耐心、願意聆聽，很容易獲得別人的信任。

人格劣勢　沒有別人的認同或肯定就不敢行動，經常會錯過好機會。容易受影響，想法變來變去，無法為自己站住立場，容易迷失自己，不曉得自己到底要什麼。

● 水蕨 Cerato

「這樣真的好嗎？」、「你覺得呢？」、「你是不是也這樣覺得？」

對自己信心不足，總是需要獲得別人的認同，是造成善變人的最大原因。太在乎周遭人的眼光，總是想要讓自己被肯定，因而很容易去討好和迎合別人的想法或需求。

諷刺的是，善變人因為想得到眾人的認同而去改變自己，但是這樣做反而只是變成眾人中的一份子，不容易被注意。沒有了自己，反而失去了個性，所有的想法跟行為都侷限在一個小小的安全框框裡面，很難有所展現及突破，無法活出自己、發揮天賦。

天才在平常人的眼中都是瘋子，一直在乎別人的眼光和評價只會讓你停滯不前，沒有一個人有資格評價你，除了你自己。

想要療育善變人，那就試著走出那個限制自己的框框，不要管周圍的人怎麼想，勇敢做自己吧！

> 擅長改變自己，來適應環境，
> 是因缺乏明確立場與定位。

12 種人格與花波對照表

人格	花波	人格特質
炸彈人	鳳仙花、櫻桃李、柳樹	急躁、沒耐心、壞脾氣
恐懼人	溝酸醬、白楊、甜栗	恐懼、害羞、膽小、沒勇氣
創傷人	岩薔薇、聖星百合、芥子花	恐慌、做惡夢、突然的恐懼
善變人	水蕨、落葉松、胡桃	懷疑自己判斷能力 需要他人肯定
面具人	龍芽草、冬青、榆樹	壓抑、愛面子、有苦說不出 強顏歡笑
標準人	馬鞭草、岩泉水、山毛櫸 野生酸蘋果	控制、過度熱心 說服別人認同自己
猶豫人	線球草、野燕麥、白栗	優柔寡斷、難以二擇一
黏黏人	菊苣、石南、紅栗	依賴、佔有慾強、軟性控制
幻覺人	鐵線連、鵝耳櫪、栗苞、忍冬	愛做白日夢、對現實沒興趣
挖洞人	龍膽、荊豆、松樹	容易挫折、沮喪憂鬱 負面思考
高傲人	水堇、葡萄、橡樹	孤傲自戀、工作狂
爛好人	矢車菊、橄欖、野玫瑰	懦弱、不敢拒絕 不敢為自己說話

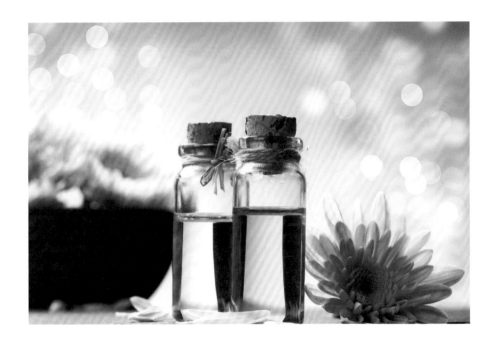

了解自己以及周邊人的內在人格，
就可以更精準知道要如何跟他們
相處，大幅改善人際關係。

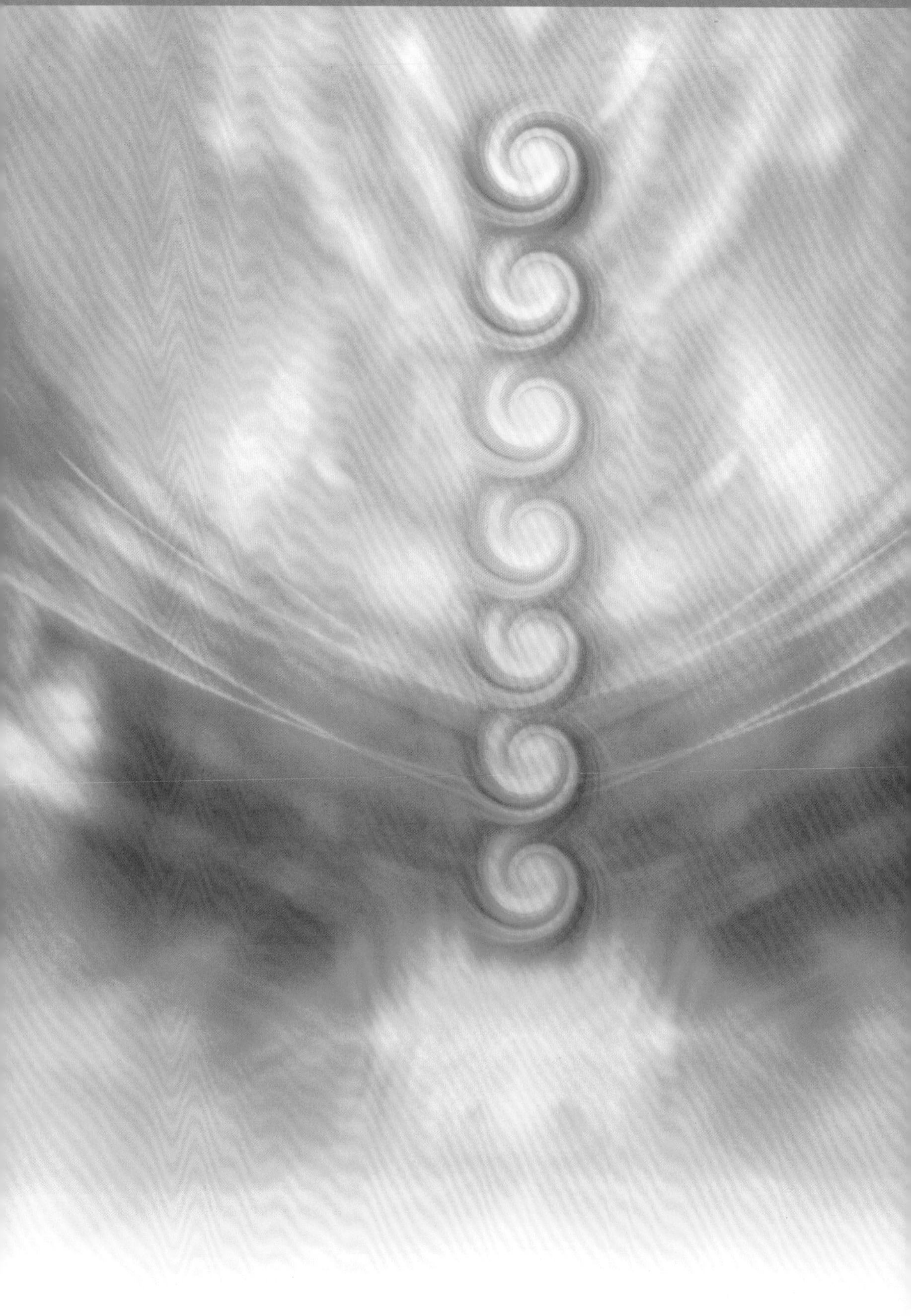

Chapter 7

脈輪，
映射你和周邊的關係

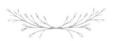

Chakra 為「脈輪」或「氣卦」之意，
源自古印度阿育吠陀的能量療法，
用來描述人體能量場域的概念。不
同的脈輪顯示身心靈不同的能量狀
態，理解自己的脈輪能量，有助於
調頻該脈輪對應部位的身心靈狀況。

劃時代的「感性科技」
智能內在能量
探索機的學理與技術

7-1

探索人體氣場

老祖宗留下堅穩的人體氣場理論，以及運氣的心法與技法，難能可貴的是智能內在能量探索機，善用現代電磁波感應的頂尖技術，除了能夠探索人體氣場並給予數據化，亦能抓到印度脈輪的訊號，進而分析人體的七輪能量分佈，而給予數據化、圖像化。

❀ 全球閃耀之星──智能內在能量探索機

藉由體內質量與外在環境探索內、外氣場的能量分佈，再結合脈輪（佛光中脈）建構一個完整的身心靈氣場，精準地呈現人體身心靈的科學數據，與易於判讀的圖像，甚至建立花波資料庫，扮演心理諮詢與分析的角色，令諮詢師快速了解個案的身心靈能量狀況。

智能內在能量探索機是突破傳統電阻式技術，應用電磁波感應技術，具有 6 個中央處理器、96 個探測點，致使探測結果維持一定的信度與效度，以及再現性，其精準度與敏銳度，均獲得學者專家的肯定與支持。

換句話說，「智能內在能量探索機」的硬體特色是突破電流電阻技術，邁向電磁波感應技術，而其軟件之研發，更是具有劃時代的「感性科技」，可作為全方位身心靈能量的評估工具，躍居全球閃耀之星。智能內在能

老祖宗留下堅穩的人體氣場理論，以及運氣的心法與技法，難能可貴的是智能內在能量探索機，善用現代電磁波感應的頂尖技術。

量探索機的研發，象徵著現代智能科技的另一個里程
碑，其應用電磁波感應技術與設備，可以發展出符合現
代社會需求，兼具自我能量評估的研究系統，強化身心
能量，提升心靈層次，守護身心靈健康。

高科技技術，創造日常居家預防保健

使用高科技的電磁感應技術，透過高等物理學與數學
「複雜性結構分析計算」，將人體在能量流動產生的電
磁訊號，轉換成螢幕可見的「8大能量圖」，讓一般沒
有受過專業訓練的人，也可以經由螢幕了解自己身體的
身心靈狀況，進行日常的居家預防保健工作。

這些呈現能量的數據圖表有人體氣場（含脈輪）、氣機
循環、五行能量、全身能量、精神能量、左右能量、裡
外能量、平衡能量等 8 種。

其中脈輪氣場圖為智能內在能量探索機的最大特色，其信
度、效度，以及精確度，均獲得專家學者的肯定。智能內
在能量探索機將人體的內部氣場以及外部氣場，以圖像化
的輝光技術予以呈現，再結合印度脈輪理論，分析人體 7
個脈輪的能量分佈——海底輪、臍輪、太陽輪、心輪、喉
輪、眉心輪、頂輪，甚至結合英國巴曲花波，建立脈輪花
波資料庫，作為全方位身心靈諮詢之研究工具。

花波
Wave Point

智能內在能量探索機奠基於「電磁感應技
術」與「人體的全息學」的科學理論，只要
個案將手掌放在儀器上，就能探測各種異常
能量分佈狀況，並以數據圖表呈現。

人體的能量中心
智能內在能量探索機的
分析與判讀

7-2

能量探索機

智能內在能量探索機應用多達 6 顆中央處理器（CPU），並以繁密的 96 個探測點，擷取由手掌發出的生物電磁訊息，將這些訊息對應人體各部位的反射區，以數據或圖像呈現容易理解的畫面。

從手掌得知內在能量狀況？！

此數據即為大家耳熟能詳的「氣」。藉著氣的資料來分析人體的各種異常能量，並以百分比呈現其嚴重程度。使用者只要將自己的手掌準確地平貼在絕緣板上，就能夠馬上得知探測數據，準確度高，使用簡易，可快速辨識自己的內在能量分佈狀況。

智能內在能量探索機以「手掌是人體各部位反射區」與「全息學」的科學原理，客觀的探測手掌發出的生物電磁訊息，從手掌得知內在能量狀況，收集脈輪，與內外氣場訊號，獨創全方位人體氣場圖。

此數據即為大家耳熟能詳的「氣」。藉著氣的資料來分析人體的各種異常能量，並以百分比呈現其嚴重程度。

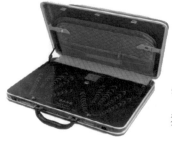

智能內在能量探索機
獨家專屬花波與人體氣場軟件

❦ 8 大能量分析圖，找出身體衰弱之處

智能內在能量探索機透過高等物理學，及數學的複雜性結構分析計算後，將各種異常能量以數據圖表呈現。而其數據呈現方式主要以「8 大能量分析圖」為基礎：

1、人體氣場（含脈輪）圖

神奇的智能內在能量探索機，可探測脈輪的指數。

內氣場的顏色代表「體內質量的狀況」：藍灰表虛弱；黑灰表怕冷；紅灰表缺水；黃紫表濕冷。黃紅表濕熱；紅紫表瘀塞；藍綠表氣鬱；彩色表敏感。

而外氣場則代表著「適應環境的能力」：綠色表示良好；黃色則有警告意味；紅色則是不良的情況。

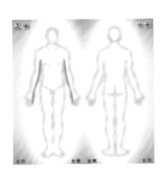

2、氣機循環圖

以氣機循環理論為核心，分析 12 經區能量的升降出入。紅色表示「極旺」；橘色表示「稍旺」；藍色表示「稍虛」；灰色表示「極虛」。

透過高等物理學，及數學的複雜性結構分析計算後，呈現出分析圖。

3、五行能量圖

五行，就是指組成天地萬物的 5 種基本元素——木火土金水。自然界五行相生相剋，迴圈不息。

五行能量的平衡值為 90 至 110，屬於正常範圍，數值若高於 110 則太旺，數值低於 90 則太虛。

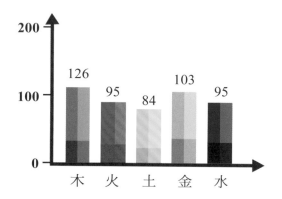

4、全身能量圖

顯示全身能量狀態之高低。全身能量為 40 至 60 之間屬正常值，數值會以黑色表示。若低於 40 或高於 60，屬於異常狀況，數值會以紅色表示。

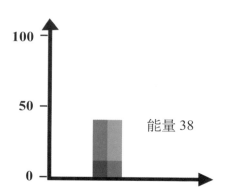

5、精神能量圖

可判斷受測者的氣是否集中在上半身或下半身，據以判斷是否需要溝通上下。若集中在上半身，則容易失眠、用腦過度、思緒混亂；若集中在下半身，則容易感到倦怠、注意力不集中、健忘，以及容易造成內分泌失調的問題。數值在 0.8 至 1.15 之間，屬於正常範圍，數值會以黑色表示；如低於 0.8 或高於 1.15，則屬於異常，數值以紅色表示。

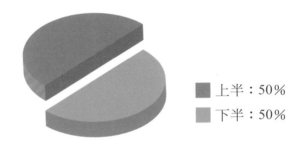

■ 上半：50%
■ 下半：50%

6、左右能量圖

展現全身左右能量會影響脊椎的狀況。左右比例值為 0.8 至 1.15 之間，屬於正常，數值會以黑色表示；如低於 0.8 或高於 1.15，屬於異常，數值會以紅色表示。

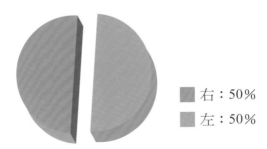

■ 右：50%
■ 左：50%

7、裡外能量圖

展示全身裡外能量會影響代謝的狀況。若裡外比例值為
0.8 至 1.15 之間，屬於正常，數值會以黑色表示；如低
於 0.8 或高於 1.15，屬於異常，數值會以紅色表示。

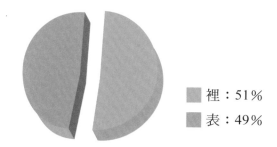

裡：51%
表：49%

8、平衡能量圖

內在能量不協調或外在環境壓力等因素，都會影響全身
能量平衡，產生亢奮與虛衰狀況，平衡值為 1.0 至 1.4
之間，屬於正常，數值以黑色表示；若低於 1.0 或高於
1.4，屬於異常，數值以紅色表示。

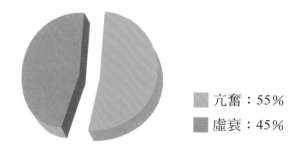

亢奮：55%
虛衰：45%

🌿 獨家巴曲花波身心靈諮詢資料庫

藉由脈輪對應花波分析個案身心靈狀態，進而了解個案
的心理、情緒與人格特質。

「脈輪花波資料庫」是根據脈輪對應花波所建立，左上
方呈現個案過度活躍或不活耀的脈輪，右上方建議個案
適合使用何種花波，下方則呈現每種花波的特質與相關
情緒。無論探索機操作者是否學過巴曲花波，都能夠充
分了解個案的身心靈狀況。因此，智能內在能量探索機
實為身心靈諮詢師的最佳工具。

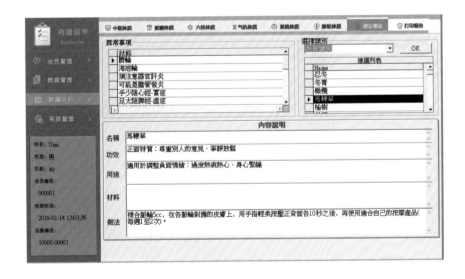

智能內在能量探索機，實為身心靈
諮詢師的最佳工具。

身體內的秘密羅盤
脈輪系列花波

7-3
脈輪系列

心靈導師可根據花波情緒檢測表，處理意識層面的「身心」問題；可根據花波人格測驗表，矯正天生氣質和環境習性所形成的「人格」特質；可根據智能內在能量探索機探測所呈現的七輪指數（佛光中脈）對應花波，而進行「心靈淨化」，以達到全方位身心靈健康。

每個家庭都需要的身心靈守護神

智能內在能量探索機設備，是每個家庭都需要的身心靈守護神，不僅可以隨時掌握自己的內在能量狀態，除了血壓計與體溫計之外，家庭成員的健康更需要一套智能內在能量探索機來守護。

真正的健康不是治療疾病，而是守護內在能量，不讓自己有生病的機會，這也是世界衛生組織的理念與精神。期待在不久的將來，人人能夠根據智能內在能量探索機的分析評估結果，調整生活起居飲食、運動，同時重視情緒平衡，心靈淨化，達到身心靈健康的境界。

真正的健康不是治療疾病，而是守護內在能量，不讓自己有生病的機會。

脈輪，了解自己哪裡失衡

阿育吠陀（Ayurveda）是梵文，Ayur 意指「生命」，Veda 意為「知識」，因此阿育吠陀一詞的意思為生命的科學。阿育吠陀醫學不僅是一門醫學體系，而且代表著一種健康的生活方式。

Chakra 為「脈輪」或「氣卦」之意，源自古印度阿育吠陀的能量療法，用來描述人體能量場域的概念。不同的脈輪顯示身心靈不同的能量狀態，理解自己的脈輪能量，有助於調頻該脈輪對應部位的身心靈狀況。

人體有 7 個主要脈輪，位於身體底部的數個脈輪主導本能部分，身體頂端附近的脈輪則影響我們的意識部分。脈輪位於身體的中心軸線上，脈輪有不同的活躍程度。當它們呈現「活躍」狀態時，表示這些脈輪正在正常的運作狀態。在理想狀態下，所有脈輪都會對情緒和感覺發揮正面作用，但實際上，通常部分脈輪會不夠活躍，以致於無法發揮作用，或部分脈輪過度活躍，導致身心失序。理想狀態是所有的脈輪呈現平衡狀態。

人體有 7 個主要脈輪，位於身體底部的數個脈輪主導本能部分。

Chakra 為「脈輪」或「氣卦」之意，源自古印度阿育吠陀的能量療法。

1. 海底輪

主要掌管肉體及物質世界的聯繫，代表著生命力和活力，是滿足我們基本生存慾望的脈輪。

- 當海底輪處於和諧狀態時，會對物質世界充滿生機和活力，也會感到穩定和安全，不會輕易評斷與懷疑他人，會覺得活在當下，有歸屬感。
- 當海底輪能量不活躍時，容易感覺不如他人、難以信任他人、覺得懷疑、緊張。
- 當海底輪能量過度活躍時，會比較自私自利、強烈佔有慾與物慾，只在乎自己及周遭的一切，感覺不到真正的愛，無法替別人著想，過於追求安定、拒絕改變。

2、臍輪

主要掌管親密、情感、歡愉、創造力，並且呈現出對親密關係的渴望，藉由親密關係和創造力來表達其活躍的狀況。

- 當臍輪處於和諧狀態時，會呈現出樂觀、自信、熱忱、勇氣。
- 當臍輪能量不活躍時，會常感覺僵硬、冷漠、缺乏情感、精神頹喪、鬥志不足，對於他人採取封閉態度。
- 當臍輪能量過度活躍，可能會過度情緒化、依賴化。

3、太陽輪

主要掌管個人力量、自我價值、自尊、付諸行動的能力、掌握危機處理的能力、道德及自我約束能力。

· 當太陽輪處於和諧狀態時，會產生自信、自律及自制，會感覺事情都在掌控中，而且有足夠的自信心。

· 當太陽輪能量不活躍時，會感覺沒有自信、被動的、唯唯諾諾、害怕爭取、害怕做決定、沒有自律性。

· 當太陽輪能量過度活躍時，可能會自大、自私、執著、偏執、挑剔、評斷、批判、有強烈控制慾和侵略性。

4、心輪

主要掌管無私的愛、慈悲、奉獻、寬恕與喜悅。
當心輪處於和諧狀態時，心胸將會寬廣，會產生愛心、慈悲心、自我接納、願意分享，並且能夠去體諒他人。

· 當心輪能量不活躍時，會比較難與人建立親密關係享受分享的樂趣，也可能呈現小氣、寂寞、嫉妒、排擠他人、懷疑心重、悲傷、怨恨、虐待或凌辱他人，也容易引起焦慮緊張。

· 當心輪能量過度活躍時，可能會因為過度溺愛，令對方有喘不過氣之感。溺愛背後是想要軟性掌控他人。

5、喉輪

主要掌管溝通、自我表達、創造力、信念和言談。

· 當喉輪處於和諧狀態時，有對外展現的能力，能真誠
  開放的表達與溝通內心的真實感受，有良好的思辨能
  力、領導力與創造力。

· 當喉輪能量不活躍時，容易害怕表達、壓抑情緒、緊
  張、焦慮、自閉，不敢溝通出內心的想法與真實感受。

· 當喉輪能量過度活躍時，容易太過多話、聒噪、批判，
  喜歡主導談話，無法當一個好的傾聽者。

6、眉心輪

**主要掌管直覺力、洞察力、自我覺察和視覺化能力。眉
心輪把意識從物質層次提升到心靈層次，不再侷限於感
官的快樂，取而代之的是由衷地、莫名地喜悅自在。**

· 當眉心輪處於和諧狀態時，會有很好的直覺力、洞察
  力、與自我醒覺能力，也擁有能夠把理性與感性、智
  能與真理整合思考的能力。

· 當眉心輪能量不活躍時，會不相信直覺、自我否定、
  容易陷入迷惑，傾向依賴權威而非自己的思考。

· 當眉心輪能量過於活躍時，容易自大、自我膨脹、貪
  婪、執著，活在幻想中，可能產生幻覺或精神的錯覺。

7、頂輪

主要掌管個人對精神靈性本質、生命目的及意義的覺察，是大宇宙與小宇宙和諧共振的感覺，也是所謂宇宙天線的連結。

· 當頂輪處於和諧狀態時，可達到身心靈的合一，並且能夠洞悉宇宙真理、擁有真正的自由與平安。

· 當頂輪能量不活躍時，將不易覺察到精神靈性世界的存在，容易有妄念、執著於過去未來、思考受到限制。

· 當頂輪能量過度活躍時，可能會對於精神靈性世界過度熱中追求，並忽略現實生活與身體的實際需求。

巴曲醫師以 7 大情緒所分類的花波，也分別對應脈輪，可知花波可以改善或平衡身心靈狀況。

七脈輪花波對照表

脈輪	花波	顏色	特性
頂輪	鳳仙花、石楠、水菫	紫	精神、靈性
眉心輪	鐵線蓮、忍冬、野玫瑰、橄欖、白栗、栗苞、芥子花	靛	直覺、洞察
喉輪	菊苣、馬鞭草、葡萄、山毛櫸、岩泉水	藍	溝通、表達
心輪	龍芽草、矢車菊、胡桃、冬青	綠	愛心、和諧
太陽輪	水蕨、線球草、龍膽、荊豆、鵝耳櫪、野燕麥	黃	自信、價值
臍輪	岩薔薇、溝酸醬、櫻桃李、白楊、紅栗	橙	親密、情感
海底輪	落葉松、松樹、榆樹、甜栗、聖星百合、柳樹、橡樹、野生酸蘋果	紅	生存、物質

附錄 01 巴曲花波中英文名稱參照表

	英文名稱	拉丁學名	中文名稱	其他名稱
01	Larch	Larix decidua	落葉松	
02	Pine	Pinus sylvestris	松樹	松針
03	Elm	Ulmus procera	榆樹	
04	Sweet Chestnut	Castanea sativa	甜栗	西洋栗 板栗
05	Star of Bethlehem	Ornithogalum umbetelatum	聖星百合	虎眼萬年青 伯利恆之星
06	Crab Apple	Malus pumila	野生 酸蘋果	野蘋果 海棠
07	Willow	Salix vitellina	柳樹	楊柳
08	Oak	Quercus robur	橡樹	
09	Rock Rose	Helianthemum nummularium	岩薔薇	巖山薔薇
10	Mimulus	Mimulus guttatus	溝酸醬	猿猴花 龍頭花
11	Cherry Plum	PlumPrunus cerasifera	櫻桃李	
12	Aspen	Populus tremula	白楊	百楊 火燒楊
13	Red Chestnut	Aesculus carnea	紅栗	
14	Cerato	Ceratostigma willmottiana	水蕨	金魚藻 希拉圖
15	Scleranthus	Scleranthus annuus	線球草	厚壁花 硬花草
16	Gentia	Gentiana amarella	龍膽	龍膽草

17	Gorse	Ulex europoeus	荊豆	
18	Hornbeam	Carpinus betulus	鵝耳櫪	鐵樹
19	Wild Oat	Bromus ramosus	野燕麥	野生燕麥
20	Agrimony	Agrimonia eupatoria	龍芽草	
21	Centaury	Centaurium umbellatum	矢車菊	百金
22	Walnut	Juglans regia	胡桃	核桃
23	Hollylly	Aquifolium	冬青	
24	Chicory	Cichorium intybus	菊苣	
25	Vervain	Verbena officinalis	馬鞭草	
26	Vine	Vitis vinifera	葡萄	葡萄藤
27	Beech	Fagus sylvatica	山毛櫸	
28	Rock Water	Aqua petra	岩泉水	巖水
29	Clematis	Clemastis vitalba	鐵線蓮	
30	Honeysuckle	Lonicera caprifolium	忍冬	金銀花
31	Wild Rose	Rosa canina	野玫瑰	野薔薇
32	Olive	Olea europoea	橄欖	齊墩果
33	White Chestnut	AEesculus hippocastanum	白栗	
34	Mustard	Sinapis arvensis	芥子花	芥茉
35	Chestnut Bud	BudAesculus hippocastanum	栗苞	栗樹芽苞
36	Water Violet	Hottonia palustris	水堇	水紫 美洲赫頓草
37	Impatiens	Impatiens glandulifera	鳳仙花	
38	Heather	Calluna vulgaris	石楠	帚石楠

附錄 02　Q&A

Q1：巴曲花波的產地全來自英國嗎？

A：38 種巴曲花波當中，除了水蕨、葡萄及橄欖之外，均來自英國不列顛群島。

Q2：花波製作過程非常簡單，自己動手 DIY 可以嗎？

A：花波製作過程雖然非常簡單，但必備的材料取之不易，自己製造母酊劑必需具備下列條件：

　　‧新鮮的野生花朵：大多來自不列顛群島，同樣的野生花朵，因產地不同其波動頻率與長相均不同。

　　‧純淨的泉水：當地的泉水與當地的野生花朵是最理想的。

　　‧優質的白蘭地：40% 酒精濃度的白蘭地是最理想的。

　　‧零汙染的環境：電磁波干擾的市區與深山所製造出的花波品質是不同的。

Q3：很多人不喜歡服用精神科的藥物，花波能取而代之嗎？

A：花波是屬生物物理性處理，絕無任何副作用，藥物是屬生物化學性處理，如能雙管齊下效果最佳，但根據頻率共振的原理最好相隔 15 分鐘以上使用。記得，欲停止精神科藥物時，必需與擁有西醫執照的精神科醫師商量。

Q4：小孩子與嬰兒可以使用花波嗎？

A：當然可以。根據臨床實例，小孩使用花波的效果比成人更好，急救花波對動物的效果也比人類好，這就是大自然的奧祕。

Q5：花波的有效期限？

A：根據科學常識，酒精含量 40% 以上的白蘭地可以永久保存。但根據政府的商品標示法，最多只能寫 10 年。因此，在台灣「保存花波」的有效期限約 10 年，大多標示於「保存花波瓶」上。自行調製的「日常服用花波」有效期限約 2 至 3 星期左右，如運用高科技儀器調配較能維持穩定度，有效期限為 2 至 3 年。

Q6：使用花波一段時間之後，負面情緒已經消失，是否還要繼續服用以防復發？

A：當被處理的情緒消失之後就可停止服用花波，不必擔心復發的問題。因為花波療法是屬生物物理性處理，根本沒有藥物減量或副作用的問題。

Q7：花波的效果是否心理作用？

A：花波療法是根據水的記憶與物理波動頻率的科學理論基礎，絕對不是心理作用。從臨床實例更可發現服用花波之後，不僅可以改善情緒，甚至連人格特質、價值觀、人生方向等均有所改變。

Q8：什麼樣的人必須服用巴曲花波？

A：除了情緒困擾、身心症、慢性病或癌症的人之外，想要改變自己及提升生活品質與心靈層次的人亦可服用巴曲花波。

Q9：服用花波多久才有效果？

A：快則數分鐘，慢則一星期，甚至幾個月。

Q10：開立花波一次不要超過幾種？

A：一般諮詢師開立花波不要超過 6 種，但研究文獻中有使用 7 到 9 種。

Q11：急救花波可以持續使用嗎？

A：急救花波是在緊急狀況之下使用，平時最好根據人格特質與當下情緒
開立適合的花波，方能解決每個人的根本問題。

Q12：失眠的人都服用白栗花波嗎？

A：開立花波不是針對症狀，而是針對癥狀。根據失眠的原因而決定開立
花波才是正確的方法。例如，因胡思亂想而失眠，則開立白栗；因過
度擔心家人而失眠則開立紅栗；因思念過去的情人而失眠則開立忍冬；
因挫折、沮喪而失眠則開立龍膽；因身心俱疲而失眠則開立橄欖……。

Q13：花波療法與同類療法有何不同？

A：同類療法的材料取自於動物、植物、礦物，經稀釋、振盪以刺激免疫
系統，並誘導人類與生俱來的自癒能力。花波療法的材料取自於花朵、
短嫩枝等。經日曬法或煮沸法，將大自然宇宙信息，以能量振動的原
理轉成正向特質的能量頻率導入人體，再藉由人體的經絡系統，釋放
至全身並產生共振現象，轉化人之「負面情緒」為「正面情緒」，以
達到身心靈健康。

Q14：孕婦可以使用巴曲花波嗎？

A：巴曲花波沒有任何副作用，日常服用花波之調製是經由稀釋過程，酒
精含量相當少，不會影響孕婦與胎兒，因此孕婦或有懷孕計劃的婦女
均可安心使用。

附錄 03　參考文獻

1、Bach, E. （1931）.*Heal thyself:an explanation of the real cause and cure of disease.* Saffron Walden, CW: Daniel.

2、Bshe, E. （1936）.*The twelve healers and other remedies.* Saffron Walden, CW: Daniel.

3、Howard, J. （1990）.*The Bach Flower Remedies:step by step.* Essex, UK: C.W.Danie Company Ltd.

4、Ludwig, W. （1998）.*The memory of water. In Advanced Medical Systems GmbH.* Retrieved November 14, 2008, from http://www.magnetotherapy.de

5、Mehta SK., （2002）, *Oral flower essences for ADHD*

6、Robert Halberstein, Lydia DeSantis, Alicia Sirkin, Vivian Padron-Fajardo, Maria Ojeda-Vaz, （2007）, *Healing With Bach® Flower Essences: Testing a Complementary Therapy*

7、Halberstein, R.A., Sirkin, A. and Ojeda-vaz, M. M. （2010）.*When less is better: a comparison of Bach flower remedies & homeopathy.* Ann Epidemiol.

8、崔玖，（2007），《花精花魂》，心靈工坊出版

9、許心華，《憂鬱症的花精療法》http://www.ganoderma.org/digest/lingzhi-1/nature01/3-1.pdf

10、許心華，（2010），《天天好心情：巴曲花精情緒密碼》，博思智庫出版

11、許心華等，（2018），《花波應用於經絡理療之臨床研究 _ 世界中醫藥學會聯合會藥膳專業委員會論文》（397–398 頁）

巴曲花波
「心」生活

用更科學的方式，
來解決你的內在心理狀況

你是否也有過以下的「問題」？

☐ 其實也沒有做什麼事情，卻每天都覺得身體很緊繃、肩頸痠痛……。

☐ 每天晚上躺在床上翻來覆去，就是睡不著。

☐ 時常覺得悶悶不樂，情緒起伏變得很大。

☐ 對任何事情開始產生莫名的恐懼，莫名地失去方向，坐立難安，卻又無計可施。

如果你有以上的狀況，我在這邊要告訴你：「你並不孤單！」上述所說的，都是現代人的通病！現代人遇到的挑戰和問題是以前的好幾倍，也造就心理問題持續困擾著你和我。

藉由學習徹底了解什麼是巴曲花波，以及如何能夠幫助到你，並讓你的生活變得更美好！

國際花精網路學院提供情緒相關的實體與線上課程，協助你的生活變得更美好！

www.drshuflower.com   國際花精網路學院

國家圖書館出版品預行編目 (CIP) 資料

遇見巴曲花波：關於人格、脈輪、情緒與量子醫學實證 /
許心華，謝昊霓作 . -- 第一版 . -- 臺北市：博思智庫，
民 108.11　面；公分

ISBN 978-986-98065-2-7(平裝)

1. 自然療法

418.995　　　　　　　　　　　　　　108016051

美好生活　31

遇見巴曲花波

關於人格、脈輪、情緒與量子醫學實證

作　　者｜許心華、謝昊霓
主　　編｜吳翔逸
執行編輯｜陳映羽
專案編輯｜禾牧、千樊
美術主任｜蔡雅芬

發 行 人｜黃輝煌
社　　長｜蕭艷秋
財務顧問｜蕭聰傑
出 版 者｜博思智庫股份有限公司
地　　址｜104 台北市中山區松江路 206 號 14 樓之 4
電　　話｜(02) 25623277
傳　　真｜(02) 25632892

總 代 理｜聯合發行股份有限公司
電　　話｜(02)29178022
傳　　真｜(02)29156275

印　　製｜永光彩色印刷股份有限公司
定　　價｜380 元
第一版第一刷　西元 2019 年 11 月

ISBN 978-986-98065-2-7

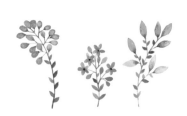

博思智庫股份有限公司

博思智庫粉絲團　Facebook.com/broadthinktank